認知症 plus

行動・心理症状のケア

「その人らしさ」を引き出す支援とかかわり方

内田陽子 編

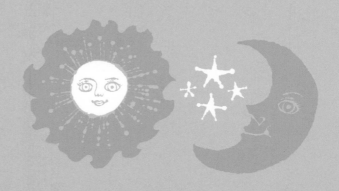

日本看護協会出版会

執筆者一覧

◆ 編 集

内田　陽子　　　群馬大学大学院保健学研究科老年看護学教授

◆ 執 筆 (掲載順)

内田　陽子　　　前掲
山口　晴保　　　群馬大学名誉教授／認知症介護研究・研修東京センターセンター長
伊東　美緒　　　群馬大学大学院保健学研究科老年看護学准教授
福田　未来　　　高崎健康福祉大学訪問看護ステーション、老人看護専門看護師
小板橋　梨香　　群馬大学医学部附属病院、老人看護専門看護師
山口　智晴　　　群馬医療福祉大学リハビリテーション学部教授
田中　志子　　　医療法人大誠会理事長
小池　彩乃　　　公立富岡総合病院、老人看護専門看護師
木村　陽子　　　東京都健康長寿医療センター、認知症看護認定看護師
福田　朋子　　　群馬中央病院附属介護老人保健施設、認知症看護認定看護師
宮澤　真優美　　特別養護老人ホーム高風園、老人看護専門看護師

　認知症の行動・心理症状はBPSD（behavioral and psychological symptoms of dementia）とも称され、脳の病変や体調変化、薬剤、環境変化などのさまざまな要因に伴って現れる症状のことです。認知症そのものの治療は難しい状況にありますが、行動・心理症状はケアや環境調整などによって改善する可能性があり、その意味ではまさに、看護職や介護職の活躍に大きな期待が寄せられています。

　しかし、現実にはケアする人に負担を強いるものとして、行動・心理症状は厄介者扱いされています。介護への抵抗、暴言、ひどい場合には暴力にまで及ぶため、身体拘束や薬剤での鎮静も少なからず見受けられます。また、抑うつや無関心などの症状は見過ごされてしまうこともあります。

　例えば、入浴の介助時に症状の1つである「介護への抵抗」がみられたとします。それは、看護師に急かされて「いきなり服を脱がそうとして何をするの！？」という驚きや訴えの現れかもしれません。そのようなときは、本人に今から行うことをわかりやすく説明して同意を得る、介助をしている最中も何をするのか声に出しながら行う、終わったら協力してもらえたことへの感謝の気持ちを伝える、といったことが大切になります。これこそが、急がば回れのケアです。

　前述したように、行動・心理症状はさまざまな要因が影響していますから、その対応は「絡まった糸をほどくがごとし」です。かくいう筆者もせっかちな性格で、絡まった糸を見るとイライラして、糸を切らずにはいられない質でした。しかし、糸の走行を観察すると緩んだ箇所がいくつもあり、焦らないで丁寧に取り組んでいくと、糸を切らなくてもほどけることがあります。見事にほどけたときには、達成感すら湧いてきます。行動・心理症状への対応も同じです。一つひとつの解決できる要因を見つけてアプローチしていくと、絡まった糸がほどけて、本人もケアする側も穏やかにあたたかな気持ちになります。

　本書は認知症の人やその家族、ケアを担う看護職、介護職の行動・心理症状に対する理解を深め、行動・心理症状を紐解くケアの具体的な方法や、多職種で連携して対応するしくみづくりについて紹介するものです。読者の皆様には行動・心理症状に対するケアのコツをつかんでいただき、日々の実践に役立てていただければ、これに勝る喜びはございません。さあ、ご一緒に。

2022年5月　内田　陽子

第 **1** 章

行動・心理症状とケアの基本を理解しよう

第 **2** 章

行動・心理症状の予防や改善に向けた 支援の方法を身につけよう

＊本書に記載している URL は 2022 年 5 月現在のものです。
＊本書では薬品名の®記号は省略しています。

こんなときどうする？
──認知症の行動・心理症状

内田　陽子

　ここでは、認知症の行動・心理症状のいくつかの事例をプロローグとして紹介していきます。行動・心理症状のケアの具体的な解説に入る前に、事例から「こんなときどうする？」と考えてみましょう。

【CASE 1】　手を嚙まれそうになった

　腎炎で救急外来を受診したAさん（80歳・女性）。付き添いとして娘さんがいます。Aさんにはアルツハイマー型認知症の既往があります。検査後、医師は娘さんに入院となることを告げました。検査室に残っている本人は、「家に帰りたい」と訴えていました。病室に移動するため看護師がAさんの腕をつかみ、車いすに乗せようとした途端、Aさんは看護師の手を嚙もうとしました。看護師はとっさに手を引っ込めたので嚙まれることはなかったのですが、このような状況ではどのように対応したらよかったでしょうか？

❶　どうして手を嚙もうとしたのか？

　認知症ケアの重要な理念として「パーソン・センタード・ケア」があります。このケアは言葉通り、「その人を中心としたケア」です。まずは、その人の立場から状況を考えてみましょう。本人にとっては検査の連続で目まぐるしく周囲の状況が変わり、「何が起きているのか、どうしたらよいか、一体自分はどうなるのだろうか？」「調子は悪いし、知らない人たち（医療従事者）が私の周りを急いで動いている。無理やり台に乗せられ、注射する。痛い、止めてほしい」「娘とばかり話をして、私には誰も声をかけてくれない。私は皆からのけ者にされている」「このまま家に帰れないかもしれない。誰か助けて」と、ぐるぐると目の回るような状況に追い込まれ、必死の思いでAさんは看護師の手を嚙もうとした。このような状況がうかがえます。

2 ケアの実際

では、どのようにケアをすればよかったのでしょうか？

まず、救急外来の看護師は、Aさんの体調を確認しながらねぎらいの言葉をかけます。「ずいぶんとつらかったでしょう。病院までがんばって来ていただき、ありがとうございました」「ここはAさんもよくご存じのG市民病院です。私は看護師のTです」と場所の説明と自分の名前を名乗ります。医師は、顔を見ながらAさんに、また娘さんにも伝わるように「Aさん、腎臓病が少し悪くなってしまったので、入院して治すようにしましょう。よろしいですか」と説明をして同意を得ます。その最中も看護師はやさしく背中をさすり、周りの皆がAさんの味方であるという「安心できる雰囲気」をつくります。

車いす移動のときも、本人に対する労りと配慮（車いすに座らせる前に本人と目を合わせ、自己紹介をし、車いすに乗って病棟に行くことを説明）を心がけ、ゆっくりと車いすを押します。娘さんには1歩先を歩いてもらい、独りではなく娘さんがそばにいることを伝えるようにします。処置や検査のときも、その都度何をするのかわかりやすく説明して、「ご協力いただけますか？」と同意を得て行い、「ありがとうございます」と感謝の気持ちを伝えます。このようなケアをしていたら、Aさんは看護師の手を噛もうとはしなかったでしょう。

看護師の立場からみれば、忙しい救急外来で診察、検査、処置などを迅速に行わなければなりません。「早く、早く」という気持ちが先行します。また、認知症の人は説明をしてもわからないだろうという先入観から、本人への声かけや配慮が足りなくなりがちです。そうすると、気が急く看護師と認知症の人との間で理解の乖離が起こってしまいます。その差が大きくなると、行動・心理症状が発生します。

3 行動・心理症状を"爆発"させないために

行動・心理症状は一気に爆発するものではありません。多くは、だんだんとその怒りのバロメーターが上昇して、まるで物質が引火点に達したときのように、症状に火がつきます。特に、認知症の人は"怒りが爆発する"閾値が低いので、爆発の事態を招かないように、はじめから予防ケアを講じることで、行動・心理症状の炎が上がることを防げるのです。

例えば、何度も立ち上がり行動のみられる認知症の人に、「危ないから、座ってて」と職員が声をかけます。しかし、いくらもしないうちにまた立ち上がるので、職員は何度も注意します。しまいには、その人は突然、食卓をドンドンと叩き出

しました。この場合、注意するだけでなく、頻回に本人の様子を見て、「どうして立ち上がるのかな、トイレに行きたいのかな？」と気づき、声かけをして確認することが大切です。認知症の人は、いつでもどこでも根本的に「どのようにしたらよいかわからない不安」を抱えています。そして、それをうまく言葉で訴えることができません。看護師が、言葉にならないその空気を読んで認知症の人の気持ちを汲み取り、気配りすることが症状の"爆発"を未然に防ぐことにつながるのです。

【CASE 2】 "おとなしい"からそのままにしていていいの？

　Bさん（90歳・女性）は何度も脳血管疾患を発症して、現在、寝たきりになり、誤嚥性肺炎の繰り返しから胃ろうを造設。排泄には膀胱留置カテーテルが挿入されています。認知機能のテストが行われましたが、質問に対して全く回答できず、かといって積極的な認知症の治療もされていませんでした。必要なケア（胃ろうの栄養剤注入、膀胱留置カテーテルの定期的な交換、週に2回の機械浴、定期的なオムツ交換など）を看護師は行い、特に変化もないので「特変なし」と判断されています。声をかけても無表情で興味ない様子が続いています。これは無関心（アパシー）という認知症の行動・心理症状の一つです。しかし看護師は、おとなしく、騒ぐこともない、手もかからないBさんに対して、そのアパシーへの特別なケアは必要ないと考えていました。本当にそれでよいのでしょうか？

1　見過ごせない症状がある

　アパシーはうつ症状とは違い、自覚がないことが多く、本人の様子をみても悲観的でもありません。しかし、感情や気力がなくなったこのアパシーの状態を放置したままでよいのでしょうか。

　アパシーは介護者からみれば手間もかからず楽かもしれませんが、放置しておくと残存機能がどんどん低下していきます。しまいには表情もなくなり、その人らしさも喪失します。人は本来、生あるうちは、最後まで生きることに懸命なものです。認知症になっても心の動きや感情の変化はその人らしさを示すものです。たとえ、認知症の末期であってもアパシーの状態を見過ごすことは許されません。

2　ケアの実際

　例えば、朝になれば、窓を開けて部屋の空気を入れ替え、着替えて椅子に座ら

せるなど、人としての営みや声かけなどの刺激を意識して提供します。毎日の医療処置や生活援助における処置を行う前も、意識して声かけをしていきます。本人の好きなもの（お花や音楽、アロマなど）、大切な家族やペットの写真を並べたり、飾ったりします。すぐの反応は期待できないかもしれませんが、少しずつ表情の変化、片言でも言葉が出てきます。

　そんな反応は、看護師にも介護者にも大きな感動を与えてくれます。このことがよい認知症ケアの循環（サイクル）を呼び起こします。認知症ケアの循環は、焦らないで、正のサイクルを目指して、認知症の人と同じスピードでゆっくりと前に向かって歩んでいくことです。

【CASE 3】　同じことばかり言われて疲れ果てる

　「今朝、私は薬を飲んだかしら？」と夫によく尋ねるCさん（60歳・女性）は若年性認知症と診断されています。高血圧症もあるので毎朝、降圧剤とドネペジルを服薬しています。ところが朝の支度をしているうちに、薬を飲んだか飲んでいないかわからなくなります。そんなときに、定年後、家にいる夫に確認するわけですが、毎朝、何度も尋ねるので夫から叱られています。Cさんにしてみれば本当にわからないから尋ねているのです。最近ではさらにひどくなって、「あなたが隠したんでしょう」と夫を罵ります。夫の立場からみると、服薬管理はかなりのストレスになるでしょう。

1　ケアの実際

　同じ言葉を繰り返す。これは記憶障害という認知症状（中核症状）から発生した、不安や不快が根底にある症状です。不安だから、何度も聞くのです。この場合、不安の原因は「服薬したかわからない」ことです。安心させるためには、薬を飲んだか飲んでいないかを、見てわかるようにすることです。例えば、透明の袋のついた薬剤カレンダーに薬剤をつめて、その日時の袋に薬があるか一緒に確認したり、ゴミ箱に捨てた薬の包装を目の前に見せたりして、「安心して、きちんと飲んでいるよ」と声をかけます。「さっき飲んでたよ。何度言ったらわかるの」と怒っても、本人は納得しないし、不安は消えません。目に見えないことの不安に対しては、目に見えるようにして安心させることです。

② 生活に工夫を取り入れる

　筆者の高齢の母親も、「ない、ない」と言って、物が見つけられなくて大騒ぎします。先の例と同じで、母も薬の管理がうまくできず、服薬に不安を抱えています。そこで母は、調剤薬局で薬の1包化をお願いしています。目も悪いので、薬袋の小さな文字では判断できず、大きな文字で、朝昼晩、いつ飲む薬かを太いペンで書いてもらっています。また、薬を飲んでも、1包化した包装をすぐに捨てるのではなく、テーブルの上に並べて確認するようにしています。

　その他、冷蔵庫の中は整理して、その日食べるものを前の方に出しておく。その日着るものを目につくところに置いておく。上着や小物など、使う頻度の高いもの、季節のものは引き出しの一番上にしまっておく。財布は目立つ色のものを使い、定位置に置く。テレビやエアコンのリモコンはテーブルの上のリモコン置き場に、目につくように置く。このような工夫を生活に取り入れています。

行動・心理症状は 認知症の人の「助けてほしい」というメッセージ

　ここでは、いくつかの事例を挙げて、行動・心理症状への対応について説明してきました。

　認知症の行動・心理症状（BPSD）は、ケアや環境により改善が期待できる症状です。しかし、看護師や介護する側にとっては困りごとになる症状で、やっかいもの扱いにされがちです。ケア提供者は、それらの症状を認知症の人からの「助けてほしい」というメッセージとして捉える感性と、メッセージをキャッチする能力が必要となります。そしてキャッチしたら、その症状の原因を探り、軽減につなげるためのケアや環境調整を考え、実践してみることが大切です。一人ひとりが成功体験を積み重ね、その体験を共有することで、チーム、そして組織全体の対応力が高まっていくのです。

> 【編注】本書では、生活の視点や本人の視点などを考慮し、BPSDを認知症の行動・心理症状として表記します（第1章では内容の関係から、BPSDという言葉を一部に用いています）。

第 **1** 章

行動・心理症状と
ケアの基本を
理解しよう

1 行動・心理症状の定義

山口　晴保

　本書では基本的に、BPSD（behavioral and psychological symptoms of dementia；認知症の行動・心理症状と訳される）を「行動・心理症状」と表記していますが、筆者が担当する本稿から第1章-4（p.35）までは、医学用語としてのBPSDについて解説することを踏まえ、BPSDという表記を用います。

　本稿では、BPSDが正しい意味で使われるよう、①BPSDが医学用語であり、異常な言動を「症状」として示していること、②異常だからこそ治療（ケア）の対象であること、③中核症状そのものと言ってよいBPSDと、ケアや環境要因が大きく働いて二次的に生じるBPSDがあり、後者は予防が可能なこと、④BPSDは行動と心理の視点から症状を捉えたものであり、中核症状とBPSDに二分するという考え方ではうまくいかないことなど、BPSDを正しく理解することから始めます。

1 ● BPSDの定義

　BPSDのDは「Dementia＝認知症」を示します。通常は行動・心理症状とされますが、「認知症の」を付けると正確な訳となります。認知症の人が他者を殴ったらBPSDという症状で医療の対象ですが、健常な人が他者を殴ったら刑事事件で逮捕されます。

　BPSDの定義は、国際老年精神医学会（International Psychogeriatric Association；IPA）が1990年代に "symptoms of disturbed perception, thought content, mood or behavior that frequently occur in patients with dementia" と定めました[1,2]（図1-1-1）。これを直訳すると「認知症患者にしばしば生じる、知覚認識または思考内容または気分または行動の障害による症状」となります。まず注目すべきは "in patients with dementia" の部分で、認知症の人（people）ではなく患者（patients）としている点です。もう1つは冒頭の症状（symptoms）という単語です。これらから、BPSDは認知症患者の症状を定義する医学用語であると理解できます。

　次に、"disturbed perception, thought content, mood or behavior" の部分です。知

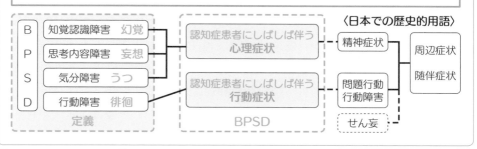

国際老年精神医学会が主催したアップデート合意会議（1999年）の声明

"The term behavioral disturbances should be replaced by the term behavioral and psychological symptoms of dementia (BPSD), defined as：symptoms of disturbed perception, thought content, mood or behavior that frequently occur in patients with dementia."

①行動障害（behavioral disturbances）という用語は BPSD という用語に置き換わるべきだ。

②BPSD は「認知症患者にしばしば生じる、知覚認識または思考内容または気分または行動の障害による症状」と定義される。

図1-1-1　BPSDの定義

覚認識の障害は幻覚、思考内容の障害は妄想、気分の障害は不安やうつ、行動の障害は暴言や徘徊が代表です。

　IPAのガイドブックでは、心理症状は「通常は、主として患者や親族との面談によって明らかにされる」として、妄想、誤認、幻覚、うつ、アパシー、不眠、不安が例示されています[3]。行動症状は「通常は患者の観察によって明らかにされる」として、徘徊、焦燥・攻撃性、介護に対する抵抗、不適切な性的行動、破局反応、夕暮れ症候群、叫声、不穏、文化的に不釣り合いな行動、収集癖、ののしり、つきまといが例示されています[4]。しかし、「不安そうにうろうろしている症状」の心理面をみれば、不安という心理症状でうろうろしている行動は行動症状なので、この両者を明確に区別できるわけではありません。心理と行動は表裏一体ですから、あえて分ける必要もないと思います。

　ここまでをまとめると、BPSDという症状は、①認知症があることが前提、②行動と心理に異常＝症状がある、の2点を満たすことが定義と言えます[5]。

　そこで、次のQ&AからBPSDの理解を深めたいと思います。

Q1 「認知症患者が、10分おきに同じことを何度も繰り返して質問した」は、BPSDですか？

A1 答えはBPSDです。①認知症があり、②異常な行動という2点を満たすので、BPSDです。これは記憶障害だから中核症状だという意見もあるでしょうが、同時にBPSDです。症状を中核症状とBPSDに二分しようとすると無理があることは後述します。BPSDであり、同時に中核症状でよいのです。

　BPSDは症状だと説明しました。そこで「症状」とは何かを振り返ることで、医学用語であるBPSDの意味を考えてみます。

　症状には「異常な状態」という意味があります。例えば「腹痛」は、健康な人には通常出現しないものなので、これがあれば異常な状態と捉えます。さらには、異常であればこそ、腹痛の原因を探り、原因の治療・ケアが必要です。これをBPSDに当てはめると、「同年齢の健常者には通常はみられないという意味で異常な行動・心理が（認知症の人に）生じている状態」です。医学では、健常者の誰にでも出現するものは正常、ごく少数の人だけに出現するものは異常とします。例えば高齢者全員に「暴言」があればそれは「症状」ではないのですが、実際は健常な高齢者の大部分には「暴言」がないので、暴言は症状＝異常な行動・心理に該当します。

　BPSDは症状であり、医学的に異常なものですが、人の感情や行動に異常・正常の境界を設定するのは容易ではありませんし、安易に"異常"とすることは問題があります。医学的には平均値±2SD（95％が含まれる）から外れると異常とするのですが、BPSDは医学用語だということを強調しておきます。よって、人間学的観点からBPSDという用語を避けるべきだという考えもあります。

　さらに「文化的に不釣り合いな行動」がIPAの教育パックでBPSDに例示されています[6]。人間が社会で平穏に生きていくには社会のルールを守る必要がありますが、社会のルールを逸脱する行動はBPSDとされます。

　次の2つのQ&AでBPSDの理解を深めましょう。

Q2　食べ物ではないもの、例えば消しゴムを食べたらBPSDでしょうか？

A2　大部分の人は消しゴムを食べません。よって異常な行動であり、BPSDに該当します。ただし、ここで認知機能の視点で考えてみましょう。もし、消しゴムを食べ物と誤認して食べたのなら、「中核症状」（失認）に該当します。また重度のアルツハイマー型認知症で、何でも手当たり次第に口に運んだのなら「口唇傾向（oral tendency）」という中核症状です。このようにBPSDであると同時に中核症状でもあるという症状はいくつもあります[7]（詳しくは後述）。

Q3　帰宅願望の事例です。施設の入居者が①「帰りたい」とつぶやいた、②「帰りたい」と大声を出した、③エレベータードアの前に立ち続けた、④エレベータードアの前で「帰せ！」と怒鳴った、⑤さらにエレベータードアを蹴った、どれがBPSDでしょうか？

A3　①以外をBPSDと答える読者が多いでしょうか。BPSDかどうかの判断基準の1つが、「社会のルールを逸脱した異常な行動か」という点です[8]。社会のルー

ルを逸脱すると異常＝BPSDという症状と判断されます。しかし、自分の意に反して施設に入れられたら多くの人が帰りたいと思うでしょう。たとえドアを蹴っても、本人の視点にたてば「正当な行為」なのでBPSDには該当しないと考える読者もいるでしょう。しかし、社会のルールに照らし合わせて、その場で生じている事態を客観的に判断します。すると③から⑤はBPSDですね。②は場所と状況によるでしょうけど、おそらくBPSDですね。②～⑤は適切な対応が必要な点からもBPSDです。本人の視点からすれば、②～⑤はBPSDとは言われたくないでしょうけど。

3 ● 中核症状（認知症状）とBPSDの視点の違い

わが国では、認知症患者にみられる症状を、中核症状（認知症状）とBPSDに二分する傾向があります。教科書で解説するには、それぞれを分離して説明する必要があるのですが、目の前にいるのは一人の人間です。その人間に出現している症状を、認知機能の視点で捉えれば中核症状、行動と心理の視点で捉えればBPSDだというに過ぎません。つまり、両者は別物ではなく、1つのものを別の視点から捉えているのだという理解が重要です。

いくつかの具体例を示します。

①**幻視**：BPSDの代表的な症状ですが、レビー小体型認知症の診断基準ではcore clinical symptom（中核的臨床像）とされ[9]、脳病変を反映する中核症状でもあります。

②**異食**：典型的なBPSD（行動障害）ですが、中核症状でもあることを前述しました。

③**易怒（易怒性）**：行動障害型前頭側頭型認知症の易怒は、前頭葉病変に直結している前頭葉症状（中核症状）ですが、行動の視点ではBPSDです。

④**中核症状関連のBPSD**：日本認知症ケア学会のテキスト[10]では、中核症状そのものとも言えるようなBPSDとして、「繰り返し同じものを買う」「外出して迷子になる」「人物誤認」「身なりに無頓着」などを挙げています（表1-1-1）。

このように、BPSDの中には中核症状と表裏一体のものが多々あります。

最近は、BPSDと脳の障害部位（病変出現や萎縮、血流低下部位）の関係を明らかにする研究が進んでいます。例えば血管性認知症のアパシーは、前頭前野の血流低下と関連しています。レビー小体型認知症の人物誤認（伴侶など身近な人をよく似た他人と誤認）は両側前頭弁蓋部、左島皮質、左海馬、左側坐核の血流低下と関連し、顔の視覚認知は正しくできるが期待される情動（親しみ）がわかないことが、よく似た他人という誤認に結びつくようです[11]。

表1-1-1　BPSDの分類

分類	行動・心理症状
中核症状関連の症状・行動	
①記憶障害から直接起こる症状・行動	①記憶障害、自分の言ったことを忘れる、ものの収容場所を忘れる、繰り返し同じものを買ってくる、同じ事柄・質問を繰り返す、食事や食べ物を何度も要求する、薬を何度も要求する
②記憶障害からくる日常生活上の障害	②火の不始末、かぎの不始末、水の不始末
③時間の見当識障害	③1日の時間帯がわからない、時間の混同、今日が何日か繰り返したずねる、昼夜逆転
④場所の見当識障害	④外出して迷子になる、出口を探して歩き回る、他者の家・部屋に入る、トイレ以外での排泄
⑤失認・誤認	⑤人物誤認、鏡現象、人形やぬいぐるみを生きている子どものように扱う、異食、食べ物以外のものをしゃぶっている
⑥作話	⑥作話、つじつまの合わないことを言う、死んだ人について生きているかのように話す
⑦コミュニケーション障害	⑦会話ができない、意思疎通が困難
⑧病気の認識	⑧病識の欠如、病気であることを認めない
⑨整容能力の低下	⑨身なりに無頓着、不潔なままでいる
⑩社会生活上の判断能力	⑩職場で仕事ができなくなる、問題のある契約をしたり連帯保証人になる、つり銭がわからない、日常機器を使用できなくなる、薬を自己管理できない、危険なのに車の運転をしたがる、道路で車の危険がわからない、人前で状況にそぐわない言動をする、他人のものと自分のものの区別がつかない、トイレの水を流さない、トイレに行く途中で失禁する、トイレ以外で排泄する、歩けないのに立ち上がって歩こうとする

〔日本認知症ケア学会編：BPSDの理解と対応—認知症ケア基本テキスト，長田久雄，佐藤美和子執筆，認知症の行動・心理症状の考え方，ワールドプランニング，p.8, 2011.〕

4 ● パーソン・センタード・医療

　　認知症患者を認知機能の視点と行動・心理の視点で捉えることを強調しましたが、真にパーソン・センタード・医療を目指すには、次のさらなる4視点を加える必要があります[12]（図1-1-2）。

①**生活障害**：認知症の定義（介護保険法第五条の二）では、認知症は「日常生活に支障が生じる」状態とされています。すなわち、認知症の人には生活障害が必ずあります。初期はIADLの障害であり、進行するにつれてADL障害が加わります。よって、生活機能の視点でのアセスメントとアプローチが必要です。

②**神経症状**：認知症は中核症状（認知症状）がメインですが、アルツハイマー型認知症が進行すると運動麻痺やパーキンソニズム、てんかん、嚥下障害、失禁などの神経症状が加わります。レビー小体型認知症では、早期から立ちくらみや便秘などの自律神経症状がみられます。

③**全身状態・服薬**：炎症や疼痛、呼吸・循環器系や消化器系、腎・尿路系の疾患などが認知機能やBPSDに影響します。またせん妄も大きな影響を与えます。認知機能に影響する薬剤の服薬状況や、認知機能低下のリスクとなるポリファーマシー（5〜6剤以上）のチェックが必要です。

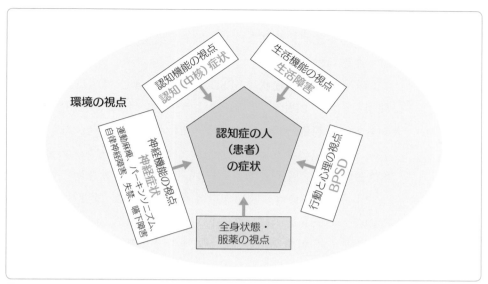

図1-1-2　6つの視点で認知症の症状を捉える

④**環境**：認知症患者の置かれた環境要因として、気温・湿度、騒音などの物理的環境と、患者同士や看護師・介護職との対人関係などの人的環境がBPSDに大きく影響します。

　このように、認知症の医療では、「その人」を多数の視点でアセスメントして対処しましょう。

5 ● BPSDと周辺症状、チャレンジング行動（Challenging behavior）の関係

　BPSD導入前のわが国（2000年頃まで）では、認知症の症状を中核症状と周辺症状（随伴症状）に分けていました。小澤は「周辺症状とは、特定の病態や状況によって生じる症状であり、痴呆性疾患に常にみられるものではない。それらはせん妄や夕方症候群のような意識障害の一病態から、もの盗られ妄想や嫉妬妄想に代表される妄想や幻覚、あるいは不安、焦燥、不眠、攻撃性から、やや特殊な重複記憶錯誤や鏡像現象あるいは家族否認といった精神症状まで、さらには失禁、弄便、異食、過食、収集癖あるいは盗癖、徘徊（中略）などの行動障害に至るまで、ケアに難渋する多くの精神症状や行動障害が列挙される」と述べています[13]。

　さらに小澤は、中核症状と周辺症状の関係について、①記憶障害や遂行機能障害など認知症にほぼ必発する必須な症状である中核症状と、必須でない周辺症状という分け方、②治療・ケアによって改善困難な中核症状と、改善可能な周辺症状という分け方、③脳障害の直接的表現である中核症状と、修飾された（諸要因

の影響を受けた）症状である周辺症状という分け方を列記しました[14]。出現頻度が低く、改善可能で、修飾されて二次的に出現するのが典型的な周辺症状という捉え方です[15]（表1-1-2）。

　このように、周辺症状はBPSDとは異なる概念ですが、わが国では「周辺症状の使用を止めてBPSDに置き換えよう」という流れが生じて、BPSDが本来の定義から外れて周辺症状の意味合いで使われている傾向があります[16]。

　Tom Kitwoodの提唱したパーソン・センタード・ケアの流れを汲む英国では、BPSDという医学用語を嫌い、チャレンジング行動を用いています[17]（表1-1-2）。前述のようにBPSDは「認知症患者の障害された（異常な）行動・心理」という定義なので、パーソン・センタード・ケアの理念を大切にする人たちはチャレンジング行動という用語を用い、認知症という困難を抱えた一人の人間（患者ではない）が、不満や不安などの心理的欲求を言葉や態度・行動として表出したものとして捉えています。BPSDが「異常」「困りごと」というネガティブなニュアンスをもつのに対して、チャレンジング行動はニュートラルです。さらにはchallengingには介護者がどんな反応を示すかを認知症の人が試している（challenge）という意味が含まれていて、本人視点に立った用語です。BPSDは医学用語なので、医療以外で用いる場合は、本人視点からアンメットウォンツサイン（unmet wants sign）がよいと筆者は考えています。「本人の満たされない欲求が、サインとして、表情・発語・仕草・態度・行動などに表出されたもの」というチャレンジング行動に近い捉え方です。他者との良好な関係性の中で尊厳が保たれ大切にされている状態をケアの到達点とすれば、アンメットニーズサイン（unmet needs sign；未達目標サイン）とも言えます。

　なお、せん妄は意識障害の一種で、BPSDには含まれません。一方、周辺症状にはせん妄を含めている記述があります。実際の看護現場では、BPSDとせん妄が合併していることはしばしばですが、それを区別しようというのがBPSDの立

表1-1-2　BPSDと周辺症状、チャレンジング行動の比較

	BPSD	周辺症状	チャレンジング行動
発祥	国際老年精神医学会	日本	英国
学術領域	医学用語で症状（患者に出現している異常状態）を示す	医学用語で症状（患者に出現している異常状態）を示す	心理学・人間学用語で症状（異常）と捉えない
視点	医療者・介護者	医療者・介護者	本人
概要	①認知症患者の行動と心理の症状（障害） ②治療の対象として設定された概念	①必発でない症状 ②脳障害が諸要因の影響を受けて出現する症状 ③治療可能な症状	①本人の心理的欲求が行動・言葉・態度として表出されたもの ②介護者を試す行動
せん妄	含まない	含むこともある	含まない

場です（表1-1-2）。

6 ● BPSDは治療・ケアの対象

認知症は治らない・治療の対象にならないという1990年代の風潮の中で、「いや、認知症でも治療で治る症状がある」ということから、BPSDという概念がIPAにより提唱されました。ケアの現場で、「この行動はBPSDだからしょうがないよね」と、BPSDと判断した途端に対応を放棄する事態が生じていませんか？

「BPSDだからどうにもならない」は誤った考え方で、「BPSDだからこそ、治療やケアが必要で、治療・ケアしなければならない」ということを強調しておきます。「BPSDだから諦める」は、BPSDの誤用です[18]。BPSDを見つけたら、その原因を探り治療に当たる必要があります。BPSDは、治療・ケアすべきだからこそBPSDだと判断するのです。ためらいは不要です。

＊ 引用文献

1) Finkel SI, Burns A：BPSD Consensus Statement. International Psychogeriatric Association, 1999.
2) 国際老年精神医学会著／日本老年精神医学会監訳：認知症の行動と心理症状BPSD 第2版，アルタ出版，2013.
3) 前掲2）
4) 前掲2）
5) 山口晴保，藤生大我：認知症の症状は「分類」から「視点」への転換を～BPSDを中心に．Dementia Japan，35（2），p.226-240，2021.
6) 前掲2）
7) 前掲5）
8) 前掲5）
9) McKeith IG, et al：Diagnosis and management of dementia with Lewy bodies：Fourth consensus report of the DLB Consortium, Neurology, 89（1），p.88-100, 2017.
10) 日本認知症ケア学会編：BPSDの理解と対応―認知症ケア基本テキスト，長田久雄，佐藤美和子執筆，認知症の行動・心理症状の考え方，ワールドプランニング，p.1-11，2011.
11) 長濱康弘：レビー小体型認知症のBPSD，老年精神医学雑誌，21（8），p.858-866，2010.
12) 前掲5）
13) 小澤勲：痴呆老人から見た世界 老年期痴呆の精神病理，岩崎学術出版社，p.1-2，137-138，235-236，1998.
14) 前掲13）
15) 前掲5）
16) 前掲5）
17) Stokes G：Challenging behaviour in dementia：A psychological approach, In R.T. Woods（Ed.），Handbook of the Clinical Psychology of Ageing, p.601-628 John Wiley, 1996.
18) 前掲5）

2 行動・心理症状の種類と特徴

山口　晴保

1 ● BPSDの分類

　日本認知症ケア学会の基本テキスト[1] では、BPSDを大きく4分類しています。①表1-1-1（p.16）に示した中核症状関連のBPSDで、行動の視点で見ればBPSDですが、中核症状そのものでもあるBPSD、②幻覚・妄想・うつ・不安などの精神症状、③脱抑制などの行動コントロールの障害、④拒否などの対人関係の障害の4つの分類です。このうち、①は中核症状でもあり、改善が難しいBPSDですが、④は対人関係の改善で減弱・消失する可能性が高いBPSDです。

　筆者らはBPSDを活動性と生活機能から3分類しています。①暴言などの過活動性BPSD、②アパシーやうつなどの低活動性BPSD、③異食や排泄トラブルなどの生活関連BPSDの3つの分類です（後述のBPSD＋Qを参照）。

　BPSDと認知症の原因疾患との関連を表1-2-1にまとめました。ここではBPSDを過活動（行動症状）、低活動（行動症状）、幻覚・妄想（心理症状）に分けています。原因疾患別にどんなBPSDが出やすいかを覚えておくとよいでしょう。

表1-2-1　認知症の原因疾患別に出現するBPSD（代表的・特徴的なもの）

病型	過活動	幻覚・妄想	低活動
アルツハイマー型	易怒、無断外出、繰り返し質問	物盗られ妄想、被害妄想	不安、進行するとアパシー
レビー小体型	幻視や妄想に基づく多動や暴言・暴力	幻視、幻視に基づく妄想	うつ、不安
行動障害型前頭側頭型（前頭葉症状）	脱抑制、易怒、暴言、暴力、常同行動	―	進行するとアパシー
嗜銀顆粒性	易怒、暴言、暴力	被害妄想	―
血管性	易怒、徘徊	被害妄想、せん妄時の幻覚	うつ、アパシー

主要なBPSDについて、その特徴を述べます。

まずは介護保険の主治医意見書に認知症の周辺症状をチェックする項がありますので、そこに列挙している周辺症状とその解説を参考までに示します[2]（表1-2-2）。表1-2-2の周辺症状は、この表がつくられた当時の用語で、すべてBPSDに該当します。

1 幻覚

幻覚は知覚認識の障害で、幻視、幻聴、体感幻覚（例：皮膚の上を虫が這っている触覚）です。

レビー小体型認知症で頻度の高い幻視については、何もないところに人物や動物や物体が見えるという（真の）幻視よりも、見えている物体を別なものに誤認する錯視が一般的です。例えば、椅子に上着がかかっていると「そこに人がいる」と見えてしまう（上着が人物を誘発する）、テーブルに落ちたパンくずを見て「虫がいる」、大きな花瓶を見て「子供がいる」、窓の外の木立を見て「誰かがいる」などは、元になっている物体の錯視です。

また、幻視はレビー小体型認知症の中核的臨床像で、後頭葉の機能低下と密接に関連している点で中核症状とも言えます。

表1-2-2　認知症の周辺症状としてリストアップされているBPSDとその解説

幻視・幻聴	幻視とは、視覚に関する幻覚。外界に実在しないのに、物体、動物、人の顔や姿等が見えること。幻聴とは、聴覚領域の幻覚の一種。実際には何も聞こえないのに、音や声が聞こえると感じるもの。
妄想	病的状態から生じた判断の誤りで、実際にはあり得ない不合理な内容を、正常を超えた訂正不能な主観的確信をもって信じていること。これに対し、訂正可能である場合は錯覚という。
昼夜逆転	夜間不眠の状態が何日間か続いたり、明らかに昼夜が逆転し、日常生活に支障が生じている状態。
暴言	発語的暴力をいう。
暴行	物理的暴力をいう。
介護への抵抗	介護者の助言や介護に抵抗し、介護に支障がある状態。単に助言に従わない場合は含まない。
徘徊	客観的には、目的も当てもなく歩き回る状態。認知症だけでなく心因性の葛藤からの逃避的行為やその他急性精神病等でもみられる。
火の不始末	たばこの火、ガスコンロ等あらゆる火の始末や火元の管理ができない状態。
不潔行為	排泄物を弄んだり撒き散らす場合等をいう。体が清潔でないことは含まれない。
異食行動	食欲異常の一種。正常では忌避するような物体、味に対して特に異常な食欲や嗜好を示すこと。
性的問題行動	周囲が迷惑している行為と判断される性的な問題行動。

〔厚生労働省：主治医意見書記入の手引き（老老発0930第2号，平成21年9月30日付），2009.〕

なお、せん妄では幻視を伴うことがあるので、認知症の人にみられる幻視がすべてBPSDではありません。

　「耳の中で誰かが命令する」「私を非難している」といった幻聴は、認知症では稀で、統合失調症を疑わせます。

❷ 妄想

　妄想は思考内容の障害で、修正困難なものです。説明・説得によって妄想内容を修正できれば妄想ではありません。幻覚と妄想の境界は曖昧で、幻覚が長期化・固定化すると妄想化したと捉えます。例えばレビー小体型認知症で怖い人が見えている場合、説明すると理解できれば幻視、いくら説明しても幻視を信じて疑わなければ妄想化したと捉えます。

　アルツハイマー型認知症では背景に記憶障害があり、自分でしまい忘れたものを「盗られた」と訴えるような物盗られ妄想が主体です。

　配偶者の不義を疑う嫉妬妄想は、背景に健康格差が隠れていると言われます[3]（図1-2-1）。自分が不健康になって外出もままならなくなる一方、配偶者は健康で、しばしば外出し友人とも会い、自分が捨てられるのではないかという不安が嫉妬に結びつきます。そこで、対応として、配偶者が弱みを見せることで格差が逆転し、不安が減り、妄想が減弱する可能性があります（例：腰が痛いからと介護

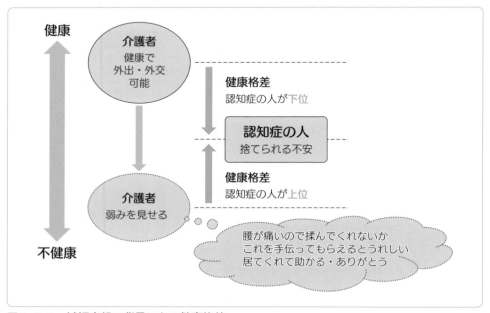

図1-2-1　嫉妬妄想の背景にある健康格差
〔熊本大学大学院生命科学研究部神経精神医学分野：認知症における嫉妬妄想治療マニュアル，2015.
を参考に筆者作成〕

者が本人にマッサージを依頼する。終わったら上手だと褒め、おかげで楽になったと感謝する）。ハグするなど不安を減らす手法も有効です。

レビー小体型認知症では抑うつの頻度が高く、さらに幻視が嫉妬妄想の背景にあります。例えば「妻の隣に男性が寝ている」という幻視から嫉妬妄想に発展する場合があります。

妄想は、脳病変と当事者間の長年にわたる関係性（うっ積した不満や喪失感など）が深く絡み合って出現することが多いので、対応は容易ではありません。

「隣の家から電波が送られて攻撃される」など、電波というキーワードが出たら、認知症ではなく妄想性精神病を疑いましょう。

③ 不安・焦燥

軽度認知障害（Mild Cognitive Impairment；MCI）や軽度認知症の人の多くが不安を感じています。自分の記憶が少しずつ失われていく不安、これから記憶障害が進行する不安などが、加齢による喪失体験に上乗せされてきます。その一方で、アルツハイマー型認知症が進行すると、病識が低下し、不安は減弱する傾向があります。

不安はしばしば焦燥を引き起こします。不安で落ち着きがなくなり、動き回るなどの過活動状態がみられます。

不安は多くのBPSDの背景要因となります[4]。例えば不安から焦燥になって動き回っている状態（徘徊）を介護者から指摘・叱責されると暴言・暴力に至る場合があります（図1-2-2）。この例では、暴言・暴力、徘徊、焦燥の背景が不安ということになります。また、妄想の背景にも不安が隠れていることが指摘されていますし、妄想から暴言・暴力に至ることもあります。

そのため、「BPSDの原因を探っても原因が不明のときは、不安を減らすアプローチを第一選択にする」というルールでうまくいくことが多いです。BPSDへ

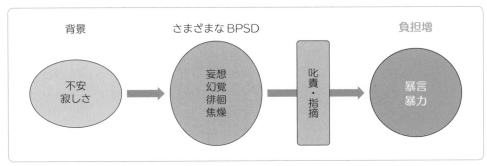

図1-2-2　不安とBPSDの関係

の対応に困ったときは「本人の不安に対処してみる」のが便法です。

④ うつとアパシー

　うつとアパシーは同時に出現し、区別が難しいこともありますが、対応法が異なるので区別しましょう（表1-2-3）。うつでは気分が落ち込み悲観的・悲哀的な状態が2週間以上続いています。誰でも失敗すれば落ち込みますが、時が経てば元のレベルに戻ります。

　しかし、落ち込んだ状態が継続すれば「うつ」と捉えます。本人はつらい状態で、理想の自分と現実の自分のギャップに悩んでいます。対応の鍵はここにあります。理想の自分を現実の自分に近づける、つまり、「現実の自分のままでいいや」と今の自分を認める（ありのままの自分を肯定する）ことでうつは改善します。筆者は物忘れの不安を訴える人には、「あなたは認知症になっているので物忘れは仕方がない。逆に認知症だから堂々と物忘れしてよいのです。物忘れする自分（ありのままの自分）を受け入れて、楽しく生活しましょう」というアプローチを行います。

　一方、アパシーはやる気のない状態、自発性が低下した状態と表現されます。うつとの違いは、本人が「あまり困っていない」点です（悲観的でない）。活動しないので家族・介護者もあまり困らないのですが、廃用が進行するのでアパシーを見逃さないようにしましょう。

表1-2-3　うつとアパシーの違い

		うつ	アパシー
気分		悲観的、悲哀的、絶望的	無感情（ニュートラル） やる気なし、自発性低下
自己洞察		病識過多（自信喪失）	無関心、病識低下
葛藤（理想と現実のギャップ）		あり	なし
困っている人		本人	家族/介護者が少し困る
認知症病型		レビー小体型認知症や血管性認知症に多い	アルツハイマー型認知症や血管性認知症に多い
治療薬		セロトニン・ノルアドレナリンを増やす薬剤	アセチルコリン・ドパミンを増やす薬剤
非薬物療法		運動や午前の日光浴	褒める

⑤ 脱抑制

脱抑制は行動コントロールの障害で、理性の抑制がとれた行動です。人間は社会的認知（社会脳）の発達とともに、社会のルールに従い、他人の感情を慮って行動するようになります。前頭葉眼窩面（前頭葉の前方底面で眼球の上部）は他の脳部位を抑制して理性的な行動をとるようにコントロールするのですが、この領域が顕著に障害されるのが、行動障害型前頭側頭型認知症です。つまり、脱抑制は中核症状であると同時に、行動の視点から見るとBPSDでもあります。アルツハイマー型認知症など、他の認知症でも進行とともに脱抑制が出現します。

前述のアパシーが低活動状態なのに対して、脱抑制では過活動状態になります。思い立ったらすぐ行動するのが特徴です。介護者側から見たら脱抑制ですが、本人視点では自由意志による行動です。

⑥ 易怒（易怒性）

易怒は感情抑制の障害で、怒りが行動化します。これも前頭葉眼窩面病変で出現します。脳病変の影響で怒りっぽくなるとはいえ、人間が怒るときにはその原因（誘因）があることが多いです。例えば「本人の気に入らないこと」「本人が不快になること」などがきっかけとなります。このような「怒りのスイッチ」を見いだせれば、このBPSDを予防できます。

ただし、行動障害型前頭側頭型認知症や嗜銀顆粒性認知症では、原因がなく急に怒ることがあるので、介護者側に誘因があるとは限りません。本人視点では、正当な防衛反応であろうと思います。

⑦ 徘徊

徘徊とは、うろうろしている状態を指します。①室内を無目的に動き回るような状態（不穏）や、不安が背景の焦燥と、②無断外出で行方不明になる行動（脱抑制的）は区別して捉えたほうがよいでしょう。

①は介護者の視点では無目的に見えるので徘徊という用語で表現しますが、本人視点では「捜し物」だったり「出口を探している」など目的を持った行動です。よって本人は、「徘徊と言われたくない」と主張します。本人視点から、徘徊に代えて「ひとり歩き」を使う自治体が出てきています。

②はアルツハイマー型認知症の記憶・見当識障害が背景にあって用事があると主張する場合（夕方になったら、家に戻って夕食の準備がある・幼稚園の迎えに行く

など）があり、外に出ると地誌的見当識障害のために家・施設に戻れなくなります。帰宅願望が背景にある場合、隙を見て抜け出そうとします。行動障害型前頭側頭型認知症で脱抑制の場合は、外に出ても一定のルートで周回して戻ることが多いです。②は本人視点では正当な行為で、自己決定権の遂行でしょう。

⑧ 介護拒否

　認知症があると一人では生活（管理）困難になり支援を必要としますが、この支援を拒否することがあります。その要因の1つは病識低下です。自分の認知機能が低下していることを認知する「メタ認知（自己の客観視）」という認知機能の障害です。表1-1-1（p.16）では病識低下をBPSDの1つとしていますが、筆者は病識低下を認知機能障害（いわゆる中核症状）として捉え、病識低下により生じるさまざまな言動をBPSDとして捉えています。つまり病識が低下している故に「大丈夫」と言い張ること、運転は危険なのに「免許は返納しない」と言い張ることなど、介護拒否の言動として現れればBPSDです。

　介護拒否には、前述のような病識低下が主要因のものだけでなく、介護者との関係性が主要因のものもあります。例えば、介護者のことが嫌い、介護の仕方が気に入らない、私をばかにしている（と感じた）などの場合です。

　認知症の人にも拒否権はあります。ですから、拒否はBPSDとは捉えないという考え方もできます。しかし、常識的に考えれば介護が必要な状況での介護拒否ならば、社会のルールを逸脱した行動なのでBPSDと捉えます。ただし、本人の視点では「拒否して当然のこと」だったり、拒否権という基本的人権の発動であろうということを忘れてはいけません。

3 ● BPSDの定量的評価指標

　BPSDの出現状況を数値化して経過観察することで、薬剤やケアの効果を示すことができます。診療報酬・介護報酬の改定の流れを踏まえると、このような定量的評価を一定の間隔で行って、評価結果に基づいて看護計画を立て、それを実行して再評価する「PDCAサイクル」を回すことが推奨されます。そこで、BPSDの定量的評価尺度をいくつか紹介します。

　なお、包括的BPSDケアシステム®については第1章-5（p.38）で解説します。

① 3種のNPI

　NPI（neuropsychiatric inventory）は3種あります。まず、さまざまな臨床試験で使われる国際標準的なBPSD評価指標のNPIです[5]。妄想、幻覚、興奮、うつ、不安、多幸、無関心、脱抑制、易刺激性、異常行動の10項目を定量的に評価します。なお、睡眠、食行動を後から加えた12項目版もあります。定量的な評価とは、各項目を頻度（0〜4点）と重要度（1〜3点）で評価して、この2つの数値のかけ算で点数を示します。例えば妄想の項目なら0〜12点で評価できます。この評価方法（かけ算）は症状が改善したときに点数が大きく減少するので効果を示しやすく、薬剤の効果評価などでNPIがよく使われます。

　しかし、NPIは介護者へ定められた質問をしてその回答から評価する聞き取り調査（インタビュー形式）なので、簡便ではありません。介護施設であれば、ナーシングホーム向けにつくられたNPI-NHがありますが、これもインタビュー形式です。

　一方、簡便な質問紙形式のNPI-brief questionnaire form（NPI-Q）もあります。これら3種のNPIは、いずれもBPSDの重症度だけでなく、BPSDによる職業的負担度も同時に測定します。株式会社マイクロンが3種のNPIのマニュアルと検査用紙を販売しています。

② BPSD+Q

　NPIの版権は海外にあるので、筆者らは版権フリーの日本独自のBPSD評価尺度を開発しました。それがBPSD+Qです[6,7]。BPSD+Qの特徴には次のようなものがあります。

1）全27項目と項目数が多いが、BPSDを広範囲に網羅している。

2）せん妄2項目を含むが、これを除くとBPSD評価に特化したBPSD25Qとなる。

3）BPSDを過活動性13項目、低活動性6項目、生活関連6項目に分けているので、3カテゴリーのサブスコアを表示でき、本人の活動状態や治療のターゲットが明確になることで（治療で活動を抑えるのか高めるのかの方針）、治療計画に用いやすく、治療効果を明確に示しやすい。

4）BPSDの重症度と同時に介護負担度を項目別・合計として示すことができるので、介入（治療）効果の評価尺度として臨床にも研究にも用いることができる。

5）主治医意見書に周辺症状として記載されている症状をすべて含むので、主治医意見書の記載に役立つ。

6）介護者への質問紙形式なので、インタビューは不要で簡便、使いやすい。

認知症介護研究・研修東京センター, 2021

BPSD13Q

認知症の行動・心理症状質問票 13 項目版

記入日　　　年　　月　　日（　　）評価者　　　　　　　（関係　　　　　　）

ID　　　　　　　　対象者　　　　　　　　　年齢　　　歳　性別　男・女

過去 1 週間について、下記の全質問 13 項目に答えてください。
認められなければ 0 に〇をつけ、認められれば重症度と負担度に点数をつけます。

重症度　1：見守りの範囲　　2：対応したケアが可能で毎日ではない
　　　　3：対応したケアが可能だが毎日ある　　4：対応に困難を伴うが毎日ではない
　　　　5：対応に困難が伴いかつ毎日継続する

負担度　0：なし　　1：僅かな負担　　2：軽度の負担　　3：中度の負担　　4：大きな負担　　5：極度の負担

		認められない	認められる 重症度 1〜5	認められる 負担度 0〜5	
例：「ものをため込む」が毎日あるが対応できているので重症度は 3。しかし負担は大きいので負担度は 4。「食べられないものを食べてしまう」はないのでゼロに〇。					
例	ものをためこむ	0	3	4	記入見本
例	食べられないものを食べてしまう	⓪			記入見本
1	実際にないものが見えたり、聞こえたりする	0			幻視・幻聴
2	盗られたという、嫉妬する、別人という（選択して〇：盗害、嫉妬、誤認、他）	0			妄想
3	うろうろする、不安そうに動き回る	0			徘徊・不穏
4	こだわって同じ行為を何度も繰り返す	0			常同行動
5	我慢ができない、衝動的に行動する	0			脱抑制
6	怒りっぽい	0			易怒性
7	忘れて同じことを何度も尋ねる	0			繰り返し質問
8	悲観的で気分が落ち込んでいる	0			うつ
9	やる気がない、自分からは動かない	0			アパシー
10	心配ばかりする	0			不安
11	日中うとうとする	0			傾眠傾向
12	夜間寝ないで活動する	0			昼夜逆転
13	介護されることを拒否する（選択して〇：更衣、整容、入浴、食事、他）	0			介護への抵抗
BPSD13Q（1〜13）合計点					

自由回答欄：

資料 1-2-1　BPSD13Q

7）妥当性や信頼性が既に報告されている。

　さらに、日本医療研究開発機構（AMED）研究の成果物として認知症介護情報ネットワーク（DCnet：https://www.dcnet.gr.jp/）にてウェブ公開していますので、自

由に使えます。研究にも活用してください。

　BPSD＋Qは25項目のBPSDを網羅していますが、現場で簡便に使えるように項目を13に絞った質問票BPSD13Qも開発しました[8]（資料1-2-1）。これもDCnetにてウェブ公開しています。

③ DBDスケールとDBD13

　認知症の行動障害を客観的に評価する尺度がdementia behavior disturbance（DBD）スケールですが、妄想のような心理症状は含みません[9]。各項目を、全くない（0）、ほとんどない（1）、ときどきある（2）、よくある（3）、常にある（4）の5段階で回答する質問紙です。重症度を考慮せず、頻度だけで回答することが特徴です。このため、家族介護者でも回答しやすいという利点があります。28項目の合計で、最小0点〜最大112点となります。この原版を短縮して13項目にしたDBD13もあります。

④ 阿部式BPSDスコア

　岡山大学脳神経内科の阿部康二教授が開発した阿部式BPSDスコアは、臨床で自由に使えます[10]。「阿部式BPSDスコア」で検索し、岡山大学のホームページからダウンロードできます。10項目を4段階評価するものですが、項目によって重み付けがされています。合計点は0〜44点となります。

＊ 引用文献

1) 日本認知症ケア学会編：BPSDの理解と対応─認知症ケア基本テキスト，長田久雄，佐藤美和子執筆，認知症の行動・心理症状の考え方，ワールドプランニング，p.1-11，2011.
2) 厚生労働省：主治医意見書記入の手引き（老老発0930第2号，平成21年9月30日付），2009.（https://www.mhlw.go.jp/web/t_doc?dataId=00tb6469 & dataType=1）
3) 熊本大学大学院生命科学研究部神経精神医学分野：認知症における嫉妬妄想治療マニュアル，2015.（https://www.bpsd-map.com/download/index.cgi）
4) 今井幸充，半田幸子：認知症の行動・心理症状（BPSD）の因果関係とBPSD重症度との関連：多重指標モデルによるアプローチ，老年精神医学雑誌，29（9），p.975-989，2018.
5) 博野信次，森悦朗，池尻義隆，他：日本語版Neuropsychiatric Inventory　痴呆の精神症状評価法の有用性の検討．脳と神経，49（3），p.266-271，1997.
6) 内藤典子，藤生大我，滝口優子，伊東美緒，山上徹也，山口晴保：BPSDの新規評価尺度：認知症困りごと質問票BPSD＋Qの開発と信頼性・妥当性の検討．認知症ケア研究誌，2，p.133-145，2018.
7) 藤生大我，他：介護施設における介護保険主治医意見書に基づいた「認知症困りごと質問票（BPSD＋Q）」の有用性〜NPI-Q・NPI-NHとの比較，老年精神医学雑誌，31（4），p.389-402，2020.
8) Fuju T, Yamagami T, Ito M, Naito N, Yamaguchi H：Development and evaluation of the Behavioral and Psychological Symptoms of Dementia Questionnaire 13 items version（BPSD13Q），Dement Geriatr Cogn Disord Extra, 11, p.222-226, 2021.
9) 溝口環，飯島節，江藤文夫，他：DBDスケール（Dementia Behavior Disturbance Scale）による老年期痴呆患者の行動異常評価に関する研究，日本老年医学会雑誌，30（10），p.835-840，1993.
10) 岡山大学脳神経内科：阿部式BPSDスコア．（http://www.okayama-u.ac.jp/user/med/shinkeinaika/ABS.html）

3 行動・心理症状の要因

1 ● IPAとわが国における要因の捉え方の違い

　わが国では、BPSDは認知障害（中核症状）に、性格や体調などの個人要因、ケアや家族との関係性、騒音などを含む人的・物理的環境要因が働いて生じるとした図（図1-3-1a）をしばしば目にします。BPSDは中核症状に諸要因が加わって「反応性に・二次的に生じる」という考え方です。

　一方、国際老年精神医学会（IPA）のBPSD教育パック日本語版第2版[1]では、「BPSDがさまざまな要因で生じ、脳の神経病理学的変化による認知障害は多要因の中の1つに過ぎない」という考え方を示しています（図1-3-1b）。IPAの解説には、図1-3-1aに示すような反応性・二次的に生じるという記述は見当たりません。

　いずれにしても、BPSDには多くの要因が関与していることは事実で、その要因を全部洗い出し、対応できる要因には対応することがBPSDの治療・ケアや予防となります。

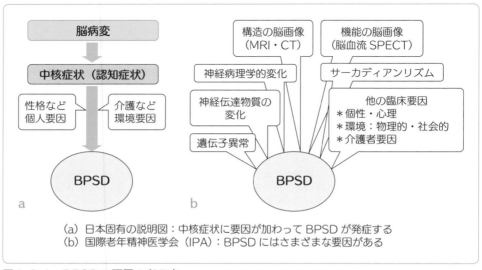

（a）日本固有の説明図：中核症状に要因が加わってBPSDが発症する
（b）国際老年精神医学会（IPA）：BPSDにはさまざまな要因がある

図1-3-1　**BPSDの要因の考え方**

2 ● さまざまなBPSDの要因（背景因子）

BPSDの要因は多数あります。筆者らはBPSDの要因を図1-3-2に示すようにまとめました[2]。図の左側の要因は介入が困難なもので、右側の要因は介入可能なものを挙げています。

1 きっかけ（誘因）

BPSDの一部には直接のきっかけ（誘因）があって生じるものがあるので、例示します。

【例】 アルツハイマー型認知症のA氏と介護者B氏の会話

「今日はどこに行くの？」とAはBに5分おきに何度も尋ねた。Bは「なんで、何度も同じことを訊くの。ボケちゃってホント困る」と言った。すると、Aは「私をバカにして！」と、Bを叩いた。

この例の中には2つのBPSDがあります。前半の「繰り返し質問」と後半の「暴力」です。そして暴力の直前には、本人が不快となる介護者の言葉（誘因）があ

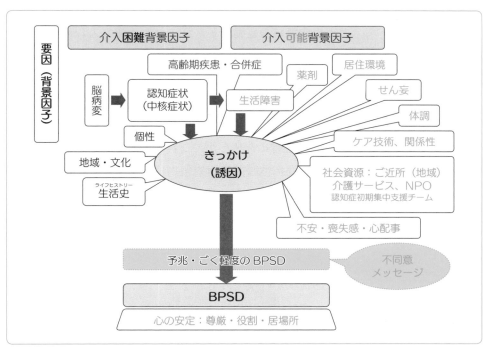

図1-3-2　BPSDのさまざまな要因

りました。ですので、この誘因を排除すれば暴力は予防できました。

このように、誘因に気づくことが大切です。認知症の人が怒りの行動に出たときは、誘因を探り、誘因をなくす対処をしましょう。ただし、行動障害型前頭側頭型認知症や嗜銀顆粒性認知症では、きっかけが不明でいきなり暴言・暴力（いわゆるスイッチ易怒）が生じることがあります。

② 介入困難な要因

図1-3-2に示した背景因子のうち、左側の因子は、脳病変だったり、それまでの生活歴だったり性格や個性だったり、住んでいる地域の文化だったりと、因子を見つけても介入がままならないものです。

その人の歩んできた生活歴は、その人の性格や価値観、行動に影響を与えます。その人の学歴や職業、家族関係などの情報はケアに役立ちます。また、認知症をオープンにすることが恥ずかしいといった地域文化などは、本人の心理的ストレスや介護者の介護負担を増やし、BPSDの要因となります。

③ 介入可能な要因

図1-3-2の背景因子のうち、まずは中央の高齢期疾患・合併症について取り上げます。これは体調に影響を及ぼす因子として心不全、呼吸不全、消化器の不調、腎不全、血圧や血糖値の変動などが含まれ、治療介入が可能な因子と不可能な因子が混ざっています（そのため中央に配置しています）。

体調（基礎疾患や合併症を除く）としては、便秘、脱水、食欲低下、不眠などの因子があります。排便が数日ないとイライラし、排便後は穏やかに過ごす介護施設利用者の事例をしばしば経験します。便秘、脱水、発熱、疼痛、掻痒などはせん妄の誘因として見逃せませんが、これらは易怒性・焦燥などのBPSDの背景因子にもなります。変形性膝関節症や腰痛症、う歯などによる疼痛も要注意です。

薬剤は重要な因子で、ドネペジルのような賦活系のアルツハイマー型認知症治療薬がしばしばBPSD悪化要因となります。よって、易怒性や活発な徘徊がみられる場合に、減量・中止でこれらの症状が改善します。メマンチンは逆に過剰投与で活動性の低下や傾眠、アパシーを引き起こしますので、メマンチンの減量・中止でこれらの症状が軽快するでしょう。

居住環境としては、騒音や目に入る視界などが大きな影響を与えます。施設で騒がしい利用者がいると、他の利用者まで騒ぎ出すことをしばしば経験します。また、視界の中に気に入らないものや不快なものが入ると攻撃する傾向がありま

す。予兆や不同意メッセージに気づいてBPSDを予防する考え方については後述（第1章-4、p.35）します。

　以上、BPSDの背景にある多様な因子を解説しました。

　これら以外にもたくさんの背景因子があり、その中でどれがBPSDに結びついているのかを紐解くことでBPSDへの対応策が見えてきます。氷山に例えると、BPSDは水面の上に出ている一部分（顕在化した部分）で、大部分（背景因子）が水面下に隠れています。この隠れているさまざまな要因に気づき、本人の気持ちを共感的に理解して対応策を探しましょう。

3 ● 病識低下とBPSD

　BPSDの背景因子としての病識低下を解説します。認知機能の中で、自分の認知機能の状態を把握（モニタリング）する認知機能をメタ認知（認知の認知）と言います。健常者は、この自己洞察・自己モニタリング、自己の客観視の機能を使って、自分の認知機能や生活力を正確に把握しています。しかし病識が低下すると、自分の病的状態（記憶力低下やそれに伴う生活障害）を正確に把握することが難しくなり、認知機能や生活力を過大評価（低下していないと思っている）します。

　アルツハイマー型認知症を例に説明しましょう。自分の記憶障害が相当進行していても、本人は「年相応」と自覚しています。ただし、記憶障害を全く感じていないわけではなく、記憶障害があると感じています（病感がある）が、記憶障害の程度を低く（少なく）自覚する、つまり病識が低下しているのです。病識は有無で論じてはいけません。「無」ではなく、「低下」していると捉えます（行動障害型前頭側頭型認知症では、「病識がない」と言いたくなるほど低下していることが多いです）。

　アルツハイマー型認知症で病識が低下すると、介護が必要な状態なのに「大丈夫だ、自分でできる」と介護を拒否したり、服薬管理は困難ですが「自分でできる」と言い張ったり、さらには受診時に医師に「ちゃんと内服している」と伝え、家の中にはたくさんの残薬がある、といった事態になりがちです[3,4]。さらには、病識が低下しているほど暴言・暴力などの過活動性BPSDが出現しやすい傾向があり、家族介護者の負担が増えます。しかし、病識が低下しているほど本人はうつになりにくい傾向があります。

　行動障害型前頭側頭型認知症では、アルツハイマー型認知症に増して病識低下が強いです。一方、レビー小体型認知症や血管性認知症では本人の自覚が比較的強く、つまり病識が保たれており、その結果うつになる傾向があります。これらを表1-3-1にまとめました。

表1-3-1　病識保持事例と病識低下事例の比較

項目	病識保持事例	病識低下事例
障害の自覚	自覚あり	自覚に乏しく、自信過剰
代償・ケア	可能・受け入れる	不可能・拒否：例えば服薬支援を拒否
適切な判断	可能	困難：財産管理、受診、運転免許返納など
危険	少ない	高い：運転、外出して戻れないなど
BPSD	少ない	妄想や暴言・暴力などの増加
情動	うつ傾向	多幸傾向、失敗の指摘に対する怒り
本人のQOL	低くなる	むしろ高い
介護者	影響が少ない	介護負担増大、介護者のQOL低下
病型	レビー小体型、血管性	アルツハイマー型、行動障害型前頭側頭型

◎ケア提供者が本人の病識低下を理解してケアすることが大切

　このように、BPSDへの対処では、本人が「自分が認知障害や生活障害を有していることの自覚（病識）」がどの程度あるかを把握することが前提となります。

＊ 引用文献

1）国際老年精神医学会著／日本老年精神医学会監訳：認知症の行動と心理症状BPSD 第2版，アルタ出版，2013.
2）山口晴保，藤生大我：認知症の症状は「分類」から「視点」への転換を〜BPSDを中心に．Dementia Japan, 35（2），p.226-240，2021.
3）山口晴保，他：病識病識低下がBPSD増悪・うつ軽減と関連する，認知症ケア研究誌，2，p.39-50，2018.
4）山口晴保：認知症の人が感じている世界を知る in 認知症の人の主観に迫る ―真のパーソン・センタード・ケアを目指して，協同医書出版，p.1-36，2020.

4 行動・心理症状の予測・予防

山口　晴保

1 ● 予兆に気づき予防する

　第1章-3（p.30）ではBPSDの多様な背景因子について概説しましたが、本稿ではその中の「誘因（きっかけ）」について、BPSD予防の観点から解説します。

　BPSDが顕在化する過程を考えてみましょう。認知症による喪失感や孤独感、そして漠然とした不安があるところに、周囲からの失敗の指摘などが少しずつ蓄積していきます。そこにさらに看護師からのきつい言葉などの誘因（きっかけ）が加わると、顕著なBPSD（暴言・暴力）となります。火山に例えると、さまざまな要因が積み重なってマグマだまりができているところに、誘因が加わって火山が爆発するというイメージです。また、「入浴したくない時間に風呂に誘われて、渋々入浴した」などの小さな不満が募ると、いずれ爆発してBPSDとして顕在化するので、この小さな不満に早期に気づくことが大切です。これを「予兆」として気づけば、BPSDを防ぐ・減らすことができます。

　伊東氏[1,2]は介護施設での観察結果から、BPSDが生じる前に出現する兆候を見いだしました。この予兆を早めにキャッチすることでBPSDを回避しようと、「不同意メッセージ」と名付け、次のように5つにまとめています。

　①服従：やりたくないアクティビティをやらされる→不満がたまる
　②謝罪：アクティビティなどでできないことが露呈したときに「ごめんなさい」
　　　　　と謝る→暗い気持ちに
　③転嫁：簡単な紙折り作業ができないとき、「紙が変だから」と紙のせいに責任
　　　　　転嫁する→いわれのない不満
　④遮断：聞こえないふり、寝たふり、視線をそらすなど→逃避行動
　⑤憤懣：気に入らないことをぶつぶつと独語で怒る→隠れた不満

　この不同意メッセージは認知症の人の表情や言葉、仕草に現れます。それに看護師や介護職員が気づいて先手を打ちます。褒める、やさしく接する、本人が納得するタイミングや方法を検討するなどの対応がBPSD回避に有効と考えられます。これらの「不同意メッセージ」を予兆と捉えて、早期介入することでBPSD

を回避できるでしょう。

2 ● 予兆に気づくための質問票

　BPSDの予兆や初期症状に看護師・介護職員がなるべく早く気づいて予防的に対処し重度化させないことが重要です。そこで、筆者らは「BPSD気づき質問票57項目版」を開発しました[3]。日本医療研究開発機構（AMED）の研究成果物として、認知症介護情報ネットワーク（DCnet）で公表しています（https://www.dcnet.gr.jp/support/bpsd/material/3_bpsd_nq57.php）。看護師が記入するだけで、BPSDの予兆や初期症状に気づくことができる評価票なので、臨床場面で活用してください。新人への教育効果もあります。第1章-5でも紹介しています（p.50）。

3 ● BPSDを予防するポジティブケア

　認知症は生活障害をもたらします。この生活障害を軽減するケアが不安やストレスを減らします。いくつかの例で説明します。
①上着のボタンがうまくかけられずイライラしている→ボタンをベルクロ（マジックテープ）に替えることで、自力で更衣できるようになり、BPSD予防に役立つ。
②洋式トイレをうまく使えず、イライラしている→便座のふたの開け方がわからないなら、ふたをあらかじめ外しておく、ペーパーをうまく使えないなら、ペーパーの先端を10cmくらい出してつかみやすくしておくなど、排泄行為でのイライラを減らす工夫がBPSD予防につながる。
③便秘が続くとイライラする→食事の内容や緩下剤の投与などで便通をよくするとイライラが減りBPSD予防になる。
　このようなポジティブなケアが行われ、本人が安心して過ごせる居場所があり、役割があり、尊厳が守られる生活環境があれば、BPSDは出にくくなり、予防できます。
　介護負担感を軽減する一助となるように筆者らは、「認知症介護肯定感尺度21項目版」を開発し、DCnetで公表しています[4]（https://www.dcnet.gr.jp/support/bpsd/material/4_scale21.php）。家族介護者がこれに記入することで、自分が介護することのよい点に気づく効果があります。介護をつらいとネガティブに認識するのではなく、介護にもよい点があると気づくことで介護負担が軽減します。そして家族介護者に笑顔が戻れば、認知症の人のBPSDも予防・低減できることを狙っています。

　筆者は、日本医療研究開発機構（AMED）の認知症対応型AI・IoTシステム研究推進事業の代表となって2020（令和2）年度からこの事業を3年計画で進めています。本事業は、「認知症対応型AI・IoTシステム」を活用して介護現場からのデータ（脈拍などのバイタルサイン、温度・湿度などの環境情報、介護記録など）をAIで解析してBPSD予測を行い、適切なケア方法を現場に伝えるシステムを開発し、社会実装を図る研究プロジェクトです。これにより、経験によらない適切なケアの提供と、ケアの省力化をめざします。認知症ケアの効率化と「介護負担の50％軽減」および省力化による人材不足解消が目標です。

＊ 引用文献

1) 伊東美緒：認知症の方の想いを探る　認知症症状を関係性から読み解く，介護労働安定センター，p.7-24，2013.
2) 山口晴保，伊東美緒，藤生大我：認知症ケアの達人をめざす　予兆に気づきBPSDを予防して効果を見える化しよう，伊東美緒執筆，BPSDを関係性から読み解く，協同医書出版社，p.45-84，2021.
3) 藤生大我，内藤典子，滝口優子，他：BPSD予防をめざした「BPSD気づき質問票57項目版（BPSD-NQ57）」の開発，認知症ケア研究誌，3，p.24-37，2019.
4) Fuju T, et al：Development of the Dementia Caregiver Positive Feeling Scale 21-item version（DCPFS-21）in Japan to recognise positive feelings about caregiving for people with dementia, Psychogeriatrics, 21 (4), p.650-658, 2021.

5 行動・心理症状のケアの基本

内田　陽子

1 ● 視点取得を取り入れたアセスメント

1 視点取得とは

　看護はよく「相手の立場に立って」や「相手に共感することが大切」と言われます。「視点取得」という言葉は他者の立場に立つという社会心理学の用語ですが、林智子氏は「視点取得とは、他者の視点を積極的に考え、他者がどのように考えているかを推測する過程」[1] と述べています。

　「認知症における認知機能の低下とは、幼児期の認知機能の獲得を（逆の方向で）反映する」[2] と言われています。これは、認知症になると幼児期からさらに認知機能が徐々に低下してくることを意味しています。具体的には7〜11歳で自己中心性が減少して"他者が見える視点"を獲得していきますが、認知症になると時間の経過とともに自己中心的思考になっていきます。

　認知症の人にとって自分から見える世界は絶対で、介護者から見える視点を理解することは困難です。例えば、認知症の人が「財布がない」というのは、その人からは財布が見えないということを意味しています。

　写真1-5-1では、マフラーの下に財布の一部が見えていますので、よく見るとそこに財布があるとわかります。しかし、財布の色はマフラーの色と似ていて区別は難しいです。正面でなく横から見れば財布の形はよくわかります。

　認知症の人にとって物がたくさんあるところから財布を見つけ出すことは容易ではありません。また、目の前にあっても、物の区別やさまざまな角度で見るということが難しいのです。「ちゃんと見て、ここに財布はあるじゃない」と私たちが注意しても、認知症の人から見えなければ、そこに財布は存在しないのです。

　認知症の人に私たちの視点を理解してもらうことは難しく、私たちが認知症の人の視点に合わせていくことが求められます。

　しかし、認知症の人に対する視点取得はたやすくありません。「私にはこう見えているのだから、認知症の人にも同じようにしてほしい」というのは自己中心的

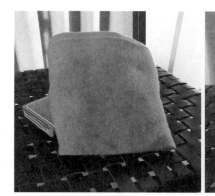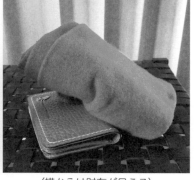

| 〈正面からは財布が見えない〉 | 〈横からは財布が見える〉 |

写真1-5-1　物の見え方：財布とマフラーの例

な看護です。認知症看護のプロなら、「私にはこう見えても、認知症の人から見える世界は違うだろうな。どんな風に見えるのかな」と積極的に考えたいものです。このような視点取得の共感的認知こそが、認知症のアセスメントに求められることです。

② 認知症の人が見る世界を視点取得で考えてみよう

　認知症高齢者には、白内障の人も少なくありません。例えば、ここに薬袋があるとします。認知機能の低下に加えて白内障の状態では薬袋がぼやけて見えなかったり、黄色や白っぽい何かに見えたり、場合によっては一丁のお豆腐に見えたりするかもしれません。だとすると、薬袋だとわかるように文字の大きさや色のコントラスト（対比）を考えることが必要です。

　入浴介助のために看護師がマスク姿で患者に近づき、服に手をかけたとします。すると患者は大声をあげて逃げようとしました。このときの患者の立場を考えてみてください。「誰かもわからない他人が嫌がる私の服を無理やり剥ごうとしている」と思っているかもしれません（図1-5-1a）。そのようなときは、マスクを外して笑顔であいさつしてみましょう。お風呂に入ることをわかってもらうためには洗面器や石鹸セットを見せ、洗っている動作を手や体のジェスチャーで示すとわかってもらえます。

　また、壁やカーテンにある柄やしみが認知症の人には虫や人の顔に見えているかもしれません（図1-5-1b）。そのように気づく（イメージする）ことで、有効なケアにつながるケースもあります。

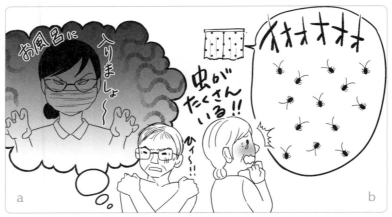

図1-5-1　認知症の人にはどう見えるか

2 ● ケアの実践

① 視点取得でニーズを考える

　行動・心理症状には、本人の口からはうまく語れない真のニーズが隠されています。健康な人は自分の要求を他者に言葉で伝えることができます。

　ところが認知症の人は「トイレに行きたい」と思っても、失語があり、見当識も障害され、体調も悪く、自由に動くこともできないときがあります。漏れそうだけれど、自分のニーズを伝えられない、切羽詰まっていて余裕もない。周りの誰が手を貸してくれるか考えることができず、ストレートに「誰か助けて！」と大声をあげてしまうかもしれません（図1-5-2）。したがって、私たち看護職は、さまざまな行動・心理症状の場面から、真のケアのニーズについて仮説を立てるよう努めなくてはならないということです。

　事例で考えてみましょう。本人がうまく意思決定できないため、看護師が今後のケア方針について家族（夫）と話しています（図1-5-3）。本人（妻）に嫉妬妄想が生じ、急に怒り出して、「何を二人で楽しそうにしているんだ！」と騒ぎ出したとします。この場合、「自分をのけ者にしている。厄介者扱いしている」との強い不満と不信、そして「捨てられるかもしれない」という不安や恐怖が根底にあってのことかもしれません。

　相手の視点に立って考え、「自分をのけ者にしないでほしい。自分の意見も聞いてほしい」というニーズの仮説を立てた上で、本人を中心にわかりやすく説明し、本人を尊重しながら本人や家族と話をすることが大切です。

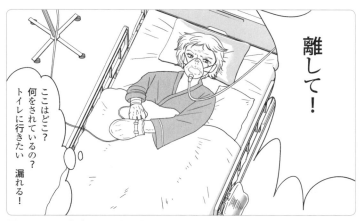

図1-5-2　大声をあげる場面

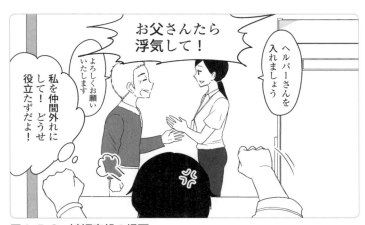

図1-5-3　嫉妬妄想の場面

② 仮説は複数立てて確認する

行動・心理症状の要因は多様です（図1-5-4）。要因の把握は簡単ではありません。そこで複数の仮説を立てます。

仮説としたのは、こちらの推測が間違っているかもしれないからです。いくつかの仮説を立てて、事実に合うかどうか確認していく作業が大事になります。次に、行動・心理症状の原因についての仮説を立てる思考過程を説明します。

例えば、食事の拒否行為（図1-5-5）の原因として、①食事を認識できない、②みんながいる食堂が馴染めず、落ち着かない、③便秘があり、お腹が苦しい、④不眠が続いている、⑤鎮痛剤の副作用（傾眠、胃痛、胃部不快感、食欲低下など）がある、⑥動いていないのでお腹が空かない、⑦白内障のため食べ物が見えていない、⑧食欲をそそらない盛り付けなど、複数の仮説を考えることができます。

もし仮説を立てずに無理強いすると、食べ物を投げつけるという行動につなが

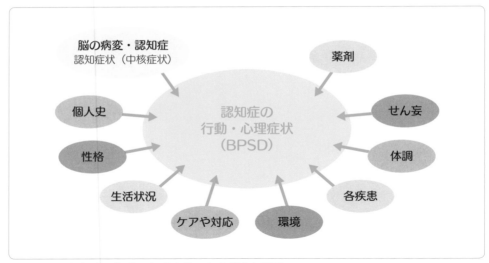

図1-5-4　認知症の行動・心理症状のさまざまな要因

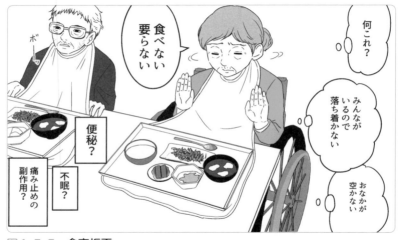

図1-5-5　食事拒否

る可能性もあります。相手の立場で考えることが重要だということです。

　筆者はよく学生に、行動・心理症状の根底にあるニーズの仮説を尋ねますが、自分の考えを即答できる学生と、なかなか答えられない学生がいます。そんなときは、仮説が間違っていてもよいので、自由に発想させるようにします。連想ゲームの要領で次から次に考えを浮かべ、それぞれの仮説が正しいか否か、情報収集を進めていくうちに、確認できる作業（アセスメント）につなげていくことができます。

　行動・心理症状の要因探索では、まずは体調に注目します。特に、入院してきたばかりの高齢者には、主疾患（脳疾患、心疾患、呼吸器疾患、神経疾患など）の症状や変調（呼吸困難、痛み、浮腫、運動障害、感覚障害など）がないか、治療（点滴や酸素マスクなど）による不快感はないか、薬剤の副作用はないか、普段の体調

（睡眠、食欲、排泄など）はどうなのかなどを細かくチェックします。その段階で、今の状態が行動・心理症状なのか、せん妄なのかを鑑別するようにします。せん妄は急激に発症するものなので、症状が急に発症したものかどうかは、鑑別のポイントになります。したがって、入院前からの認知症の有無も重要になります。

年齢も影響します。95歳以上だと約8割が認知症を伴っていること[3]から、診断されていなくても認知症を疑うことが必要となります。

次に、環境の変化を確認します。本人の目線に立って、周囲の環境がどのように見えるか、本人の動線での不具合はないかを確認します。また、看護職や介護職の声かけやふるまいが本人を怒らす原因になっていないか、「怒りのスイッチ」を入れることにつながっていないかを確認しましょう。

③ 怒りのスイッチを入れないように上手に情報を引き出す

「怒りのスイッチを入れない」ということは、相手を怒らせない、不快にさせないかかわり方をするということです。易怒性は行動・心理症状の1つであり、怒りのコントロールが難しくなるのが認知症の特徴です。

例えば、「何もしなくていいですよ」と、こちらがよかれと思って声をかけても、「私は用なしということか」と被害妄想につながることがあります。「お父さんは何度も車をぶつけているから、もう免許は返したほうがよい」と家族がアドバイスしても、内省能力（自分を省みる能力）が低下しているために怒り出す人もいます（図1-5-6）。

この場合、相手の怒りのスイッチを入れないように声かけに注意することが重要です。「お父さん、これまで運転してくれてありがとう」「これからは、私たちと一緒にのんびり歩いて近くの日帰り温泉を楽しもうね」というように、思いや

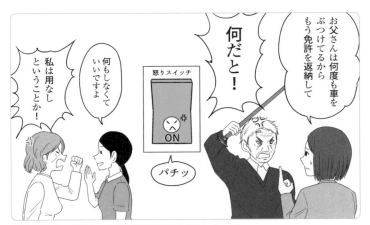

図1-5-6 行動・心理症状の怒りのスイッチ

りをもって声かけをすると怒りのトーンは低くなります。医師や看護師からの「免許返上を決断されて立派ですね」というような褒め言葉も有効です。

④ 本人に直接尋ねて意向を確認する

「認知症の人は自分で意思決定ができない」と決めつけないことが大切です。認知機能の低下や行動・心理症状の程度には波があります。頭の中が曇ってしまい、何もわからないときもあれば、陽が差して晴れの日のように調子がよいときもあります。まずは、本人に尋ねてみましょう。「よい」「嫌だ」という返事は本人の意思の表れです。本人の嫌なことは無理にしない、同意を得てケアをすることが重要です。

筆者は、夜間の徘徊がみられる人への認知症ケア回診時に、「どうして夜に歩こうとされるのですか？」と尋ねたことがあります。すると、「俺は便所に行きたいだけなんだ。皆を困らせようとは思ってないよ」「隣の人が遅くまでテレビを見ていて、その明かりが気になって寝れないんだよ」と答えてくれました。それを聞いていたチームメンバーは、認知症の人がこのように自分の意思をはっきり訴えることに驚いていました。その本人の発言から、夜間のトイレ介助、隣の人に消灯の時間を守るように注意をする看護計画が立案されました。その結果、夜間の徘徊はなくなりました。

ややもすると、私たちは認知症の人は何もわからないと決めつけ、本人の意向を聞かないままケアを行いがちです。また、本人よりも家族と話を進め、家族の意向を優先することがあります。しかし、認知症の有無にかかわらず、第一に本人に尋ねる、本人の意向に沿うことが原則です（図1-5-7）。

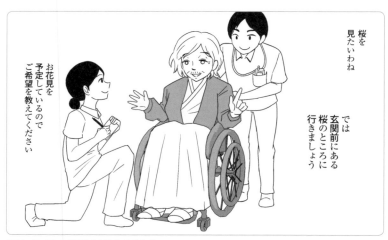

桜を見たいわね

では玄関前にある桜のところに行きましょう

お花見を予定しているのでご希望を教えてください

図1-5-7　相手の意向を聞く

表1-5-1　アセスメントの際に配慮すること

- ● 加齢に対する配慮
  視覚・聴覚・体調（睡眠、食欲、排泄など）
- ● 認知機能に対する配慮
  認知症であっても意思決定能力がないと決めつけない
  個々によって能力が違い、変動もある、せん妄との鑑別
- ● 疾病・病状に対する配慮
  難聴、言語障害、痛み、呼吸困難、歩行障害、尿失禁、便秘など
- ● 本人の価値観や人生観への配慮
  本人の意向を第一に尊重する、本人の語りに耳を傾ける

⑤ アセスメントの際に配慮すること

　表1-5-1に示したように、アセスメントの際に配慮する点は、行動・心理症状に影響する要因と共通します。加齢による視力や聴力低下の影響を小さくするために、必要に応じて眼鏡や補聴器を装着してもらいます。一般的な体調（睡眠、食欲、排泄など）にも注意します。過去に、「行動・心理症状（介護への抵抗や大声など）が激しくて困ります」という病棟看護師の相談を受けたことがあります。よくよく観察してみると、難聴のため装着していた補聴器の電源がOffのままで、声かけが本人に聞こえなかったことが原因でした。何をするにも声かけもなく（実際には声かけがあっても本人に届かない）、突然処置されるものだから、「恐ろしくてやめてくれ」という抵抗だったのです。

　痛みも影響する要因の1つです。「犬に頭を噛まれた」と訴えた人がいましたが、周囲は「そんなばかなことはない」と言って、相手にしませんでした。その人は、これが原因で怒りを爆発させてしまいました。看護師は本人が痛みの理由をうまく伝えられない可能性を念頭に置いて、体の隅々を観察し、関節を動かしてもらって、表情変化の有無などをよくアセスメントしました。その結果、右頭部に帯状疱疹が見つかり、痛みの原因がはっきりし、必要な治療に至りました。

　肺炎、心不全やCOPD（慢性閉塞性肺疾患）は呼吸困難を起こします。その場合には酸素吸入を必要とすることがありますが、認知症の人の場合、マスクやチューブを外してしまうことがよくあります。そのようなときは、無理に装着するのではなく、まずは声をかけて、肩をもみほぐし、リラックスさせて一緒に深呼吸をします。「酸素マスクをすると、今より息が楽になりますよ」とやさしい声かけとジェスチャーで伝えます。すると、魔法をかけたかのようにマスクを抵抗なく装着してくれたというケースがありました。

　また、「おしっこが漏れるのではないか」と、そのことばかりが気になって帰宅

願望の強い人がいましたが、ドアを開け放ったトイレの見える場所でレクリエーションを楽しんでもらうと落ち着いたケースもありました。

いずれの場合も、行動・心理症状の裏に隠されているニーズを読み解くことです。まずは「その人の背景を情報収集」→「行動・心理症状の要因探索」→「仮のニーズの診断（見立て）」→「ケア実施と評価」→「真のニーズの確定」という順序で丁寧にアセスメントすることが大切です。

⑥ 認知機能に配慮したアセスメント

人は加齢とともに認知機能が低下します。認知症に限らず、脳の障害がある人にみられる特徴を表1-5-2に示します[4]。脳はダメージを受けやすい臓器です。ダメージを受けると疲れやすくなり（易疲労性）、頭の切り替えができずに、柔軟な対応が難しくなります。

ケアの場面では、洗面、3度の食事、入浴、排泄行為などに加えて、さまざまな処置や検査、リハビリテーション、レクリエーションが忙しいほど詰め込まれています。認知機能が正常な人でも目が回りそうです。認知機能に何らかの問題を抱えた人に対しては、一度にたくさんのことを求めず、休みの時間を設ける、一度示したスケジュールの変更はできるだけ避ける、などの配慮が必要です。

生活行動で混乱しないように、ゆっくりと行動してもらうように心がけていても、看護する側はつい待ちきれずに口や手を出してしまいます。すると、それが

表1-5-2　脳の障害がある人にみられる特徴

1. 疲れやすく（易疲労性）、頭の切り替えができない
   →一度にたくさんのことを求めない、休み時間を設ける、スケジュールの変更は少なく

2. 意図的なことは苦手
   →見つめ過ぎず口出し過ぎず、さりげなくそばにいる

3. 抽象的なことは苦手
   →「どこかに出かけませんか？」よりも「お庭に行きましょう」と言った方が効果的

4. 取り乱してしまう
   →急かされると混乱する、ゆっくり、やさしく、穏やかに

5. 自分の障害に気づかない
   →自分自身に無関心、気がつかないため、反省させる試みは非効果的、あまり深入りせず、見守る、寛容な対応

6. 作話・妄想しやすい
   →常に今を生きて自己肯定しているため、否定せずに見守る、作話や妄想の中で本人が訴えている核を理解する

〔山崎英樹：認知症ケアの知好楽　神経心理学からスピリチュアルケアまで，
雲母書房，p.21-31，2011．を基に筆者作成〕

引き金になり混乱を招き、指示に従おうとする本人の気持ちとは裏腹に、大きな失敗に結びついてしまうことも少なくありません。さりげなくそばにいて、自然な感じで声かけや介助をするようにしましょう。

また、不穏な動作に対して「どこへ行くのですか？」「何がしたいのですか？」と質問攻めをしてしまうことがあります。本人はそれがわからないから困っているのであって、その場やその状況から相手の言いたいことを察して、具体的な言葉で声かけをすれば、怒りのスイッチを入れずにうまく進みます。

さらに、自分の障害や病状に気づかない、自分自身に無関心という特徴があります。相手に失礼な態度をとっても、失敗をしても、本人には自覚が乏しく、反省させる試みは非効果的で、反対に行動・心理症状を誘発させることになります。あまり強い態度で注意せずに、見守ることや寛容な対応が必要です。

作話で補いながら（言いつくろい）もっともらしく振る舞う、という特徴も挙げられます。これは思い通りにいかない自分をかろうじて支える、自己肯定の態度です。頭から否定せずに見守る、たとえ作話とわかっていても、その話の表面にとらわれず、本人が訴えている核（私を理解してほしい、認めてほしい、私には悪気はない、皆を困らせてやろうとは思っていないなど）をくみ取り、理解していくことが求められます。

⑦ その人らしさを引き出すケア

「行動・心理症状は悪いものか？」と問われれば、「治療の対象にはなりますが悪いものではありません」とお答えします。行動・心理症状は困っているその人のメッセージであり、可能な限りその困りごとが軽減するようにかかわることが大切です。また、その困りごとは、そのときの、その人の真の姿を表しているとも言えます。そういう意味では、認知症の人は正直で、本音で付き合える人柄と言えるでしょう。

事例をいくつか挙げたいと思います。デイサービスに通うＡさんは、施設ではテーブルの上に正座してお茶を飲むという常識を逸脱した行動をとる、職員からすると困った利用者さんです。ところが、ある日Ａさん宅に職員が迎えに行くと、和室の畳の上できちんと正座をしてお茶を飲むＡさんの姿を目にしました。その瞬間、その職員は「真のＡさんを見た」と感じたそうです。

続いて、学生が施設で実習中に体験した事例です。認知症をもつＢさんが「家に帰る」と怒って急に立ち上がり、慌てた学生がお茶をこぼしてしまうというアクシデントがありました。教員が学生を注意したところ、Ｂさんは「この子はいい子ちゃんだよ。怒っちゃだめだよ」とかばいました。そして、その学生を自分

のそばに座らせて、頭をなでながら、「今度から気をつけるんだよ」と言いました。学生は感激して泣きながらうなずいていました。元小学校の先生だったBさんの真の姿です。

「その人らしさ」とは個人の根幹となる性質で、他者とは違う独自性をもち、終始一貫しているその人の特徴でもあります。認知症ケアの基本であるパーソン・センタード・ケア[5]では、人はそれぞれ独自であり、その人らしさを保つことを重要視しています。私たち医療職や介護職からみれば行動・心理症状は「悪いもの」と捉えがちですが、これまで解説してきたように、行動・心理症状はその人らしさの表れの一部であり、必ずしも「悪いもの」として決めつけられるものではないのです。

3 ● ケアの評価ツール

1 認知機能を評価するツール

認知機能の評価ツールでは、改訂長谷川式簡易知能評価スケール（HDS-R）やMini-Mental State Examination（MMSE）が有名です。医療現場では共通認識をもつためによく使用されています。

また、時間があまりない中で、簡単にできる評価ツールとして山口キツネ・ハト模倣テスト[6]があります。キツネとハトの形を手でつくって見せて「同じ形をつくってください」と指示すると、認知症の人は自分から見える手の形と相手から見える手の形が混乱して、うまくできないことが多いです。写真1-5-2はハトの見本とテスト例を示しています。

時計描写テストは、10 cmくらいの円の中に時計の数字がすべて入った、長針と短針が11時10分を示す絵を描いてもらうテストです。認知症の人では、うま

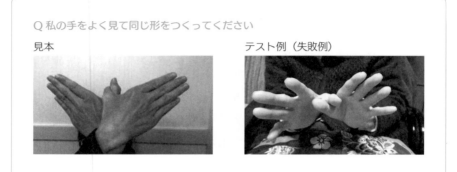

Q 私の手をよく見て同じ形をつくってください

見本　　　　　　　　　　　　　テスト例（失敗例）

写真1-5-2　山口キツネ・ハト模倣テストの例

く描けない傾向がみられます（図1-5-8）。

　これらの認知機能テストは、行動・心理症状を直接評価するものではありませんが、可視化したものを通じて、家族に本人の認知機能を理解してもらうのにも有用なツールです。

② 認知機能と生活機能を評価する

　認知機能と生活機能との関連を図1-5-9で示します。認知機能が低下してくると、まず金銭管理や通信、服薬、外出、家事などのIADL（手段的日常生活動作）が低下し、続いて食事、排泄などのADL（日常生活動作）が低下していきます。つまり、生活機能の評価をすれば、認知機能もある程度予測することができます。

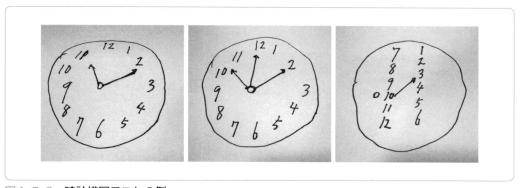

図1-5-8　時計描写テストの例

認知機能正常

〈生活機能：IADL（手段的日常生活動作）から ADL（日常生活動作）の順に低下〉
・最初にできなくなるのが
　　→金銭管理（預貯金の管理、支払いなど）　問題：詐欺にあう
　　　→服薬管理（決まった時間に正しく服薬）　問題：残薬が目立つ
・徐々に認知機能が落ちて生活の支障として目立ってくるのが
　　　→外出（目的地に交通機関を利用して行く）　問題：閉じこもり・迷う
　　　　→家事（買い物・洗濯・掃除など）　問題：ゴミだらけ、栄養不良、脱水、食中毒
　　　　　→電話（他者や緊急時に電話する）　問題：緊急の対応が遅れる
・かなりできなくなり生活が破綻してくるのが
　　　　　　→衛生（着替え・整容・入浴など）　問題：不衛生、感染症
　　　　　　　→食べる（用意されたものを食べる）　問題：摂食・嚥下障害
　　　　　　　　→排泄（トイレでの排泄）　問題：失禁
　　　　　　　　　→寝たきりになる　問題：全介助

認知機能低下

図1-5-9　認知機能と生活機能との関連

BPSD気づき質問票 57項目版（BPSD-NQ57）

記入日　　年　月　日: ID　（関係　　　　　）
評価者:
対象者:　　　　　対象者年齢：　　歳　性別：　男・女

＜家族等介護者記載欄（複数回答可）＞

○1週間の様子を振り返って、下記の項目であてはまるものに○印をつけてください。 /57

1) 不安 /11
（ ）不安そうな表情や仕草である
（ ）不安そうでそわそわしている、落ち着きがない
（ ）同じことを短時間で繰り返し質問する、訴える
（ ）昔の心配事を蒸し返す
（ ）謝罪や感謝の言葉を多発する
（ ）他者（家族・スタッフ・利用者等）にまとわりつく
（ ）家族の居場所を何度も尋ねる
（ ）音等の刺激に敏感になる
（ ）日付などを何度も確認する
（ ）家族・スタッフが見えないと何度も呼ぶ/頻回のナースコール
（ ）こわくて独りで眠れない

2) 脱抑制 /7
（ ）じっとしている必要がある場面でもじっとしていられない
（ ）いきなり怒る
（ ）転導性（注意の視点が合わない、興味が変わる）
（ ）スイッチが入ったように突然子どもなく何かを始める
（ ）気が散りやすい
（ ）出しゃばろうとする
（ ）他人（お店）の物を買わずに取る

3) 常同行動 /3
（ ）うろうろしている
（ ）今まではしない行動を頻度高く繰り返す
（ ）こだわりが出た（同じものしか食べない・表情が険しい）

4) 易怒性 /5
（ ）イライラしていることが読み込まれる
（ ）今で怒かったことで大声で文句言う
（ ）些細なことで神を荒げる
（ ）気短な性格である
（ ）動作が荒々しくなる

5) 興奮 /5
（ ）視線を合わせないなど不満げである（不同意メッセージ）
（ ）声をかけても聞こえないふりをする（不同意メッセージ）
（ ）自分の気持ちを伝えようと、呼吸が荒々しくなる（不同意メッセージ）
（ ）介助を振り払う
（ ）非協力的になった

6) もの盗られ妄想 /6
（ ）周囲の人を貶めたり、その人の悪口を別な人に言う
（ ）見つからないものを他人が片付けたせいにする
（ ）失敗が増えて、自信が損なわれている
（ ）自分の持ち物などを確認したり、あるかどうか調べてまわる
（ ）疑うような表情をする
（ ）大切な物を肌身離さず持ち歩く

7) 幻覚 /6
（ ）何かが居るかのごとく一点を指したり、一点をジーと見る
（ ）ないものをあると言い張る
（ ）最近見間違をすることが増えた
（ ）行きがらない場所（部屋）ができた
（ ）適切ではない物の使い方（裏返しして置いてある、違う方を向けて置いてある）
（ ）（何が見えているような様子で）用意された飯を食べない

8) 無関心・アパシー /6
（ ）寝てばかりいる
（ ）趣味を辞めた
（ ）動めても挑戦・参加しない（「もういいよ」と返す）
（ ）外出の頻度が減った
（ ）周囲への関心を示さない
（ ）動くことを面倒くさがる

9) うつ /8
（ ）悲しそうな表情や仕事
（ ）暗い声、小声で話す
（ ）"迷惑をかけている" "みっともない" "死んだほうがましい" などの発言がある
（ ）口数が減った
（ ）下を向いていることが増えた
（ ）自信を無くしたと言う
（ ）笑わない、声かけに反応が鈍い
（ ）"ばかになった" などの発言が多い

＜スタッフ記載欄＞

＞背景・状況チェック　あてはまる項目に○をつける。

病型	アルツハイマー型、血管性、レビー小体型、行動障害型前頭側頭型、意味性、せん妄合併：有・無
体調	発熱、移痛、食欲不振、便秘、脱水、寝不足、褥瘡感、良好
交流	視力低下、聴力低下、失語症、構音障害、良好
元々の性格	短気（職人気質）、気丈、神経質、こだわり（几帳面）、普通
移動能力	独歩（杖含む）、歩行車、歩行器で独歩、伝い歩き、介助歩行、車椅子
同居者	在宅：なし、配偶者、子供、子供の配偶者、孫、兄弟姉妹、その他（　　）施設入所、
特記事項	住宅：有（ありの場合い、何が、を記載）・無
認知症薬（商品名）	ドネペジル（　）mg　ガランタミン（　）mg　リバスチグミン（　）mg　メマンチン（　）mg （アリセプト®）　（レミニール®）　（イクセロン®、リバスタッチ®）　（メマリー®）

資料1-5-1　BPSD気づき質問票57項目版（BPSD-NQ57）

③ 行動・心理症状の評価

　行動・心理症状の評価については、第1章-4（p.35）でいくつかの評価ツールを解説しています。ここでは、「BPSD気づき質問票57項目版（BPSD-NQ57）」を紹介します[7]（資料1-5-1）。この質問票は、不安、脱抑制、常同行動、易怒性、興奮、もの盗られ妄想、幻覚、無関心・アパシー、うつといった行動・心理症状について、具体的症状を挙げて説明しているため、わかりやすく、使いやすいのが特徴です。

＊引用文献

1）林智子：Perspective-Taking の概念分析―自己と他者への焦点化，群馬保健学紀要，28，p.9-18，2008.
2）白井壮一，白井はる奈，白井佐和子：認知症へのアプローチ－ウェルビーイングを高める作業療法的視点，エルゼビア・ジャパン，p.37, 39, 40，2007.
3）朝日隆：有病率：どこまで増える認知症，臨床神経学，52（11），p.962-964，2012.
4）山崎英樹：認知症ケアの知好楽　神経心理学からスピリチュアルケアまで，雲母書房，p.21-31，2011.
5）Kitwood, T. M.／高橋誠一訳：認知症のパーソンセンタードケア　新しいケアの文化へ，筒井書房，p.29, 98，2005.
6）山口晴保：山口キツネ・ハト模倣テストのプロトコール，山口晴保研究室ホームページ，2011.（http://yamaguchi-lab.net/?p=106）
7）藤生大我，内藤典子，滝口優子，他：BPSD予防をめざした「BPSD気づき質問票57項目版（BPSD-NQ57）」の開発，認知症ケア研究誌，3，p.24-37，2019.

6 包括的BPSDケアシステム®の活用

内田　陽子

1 ● IT・ICTシステムの必要性

　　日本は超高齢社会で、少ない若者が大勢の高齢者を支える時代を迎えています。この現象は今後さらに加速する見通しです。認知症高齢者の割合が増える中、誰もが認知症になる可能性があり、介護される、また介護する側にもなることを認識して、ケア方法を考えていく必要があります。

　　認知症ケアは、これまで個人（家族）の経験知で担われてきました。しかし今後はIT（Information Technology：情報技術）やICT（Information and Communication Technology：情報通信技術）を活用して認知症の情報に基づいた効果的・効率的なケアを実施していくことが求められます。

　　これらを使えば、認知症の人にBPSDが発生してもデータを入力すれば、瞬時に多職種、他機関と共有、連携することが可能です。また、アセスメントデータに基づいてケアを実践し、評価を蓄積することができます。その手段の1つが、「包括的BPSDケアシステム®」の電子版です。BPSDケアのIT化を進めていく上で、役立つツールだと考えています（本稿では、包括的BPSDケアシステム®を取り上げる都合上、行動・心理症状をBPSDと表記します）。

2 ● 包括的BPSDケアシステム®が目指す成果（アウトカム）

　　BPSDはケアや環境調整で改善できる可能性が大いにあります。包括的BPSDケアシステム®では、ケアの目指すべき成果（アウトカム）はBPSDの軽減です。それによって、その人の生活行動が維持できること、その人らしさが発揮できること、介護者の負担が少なくなること、そして何よりも、本人や介護者に笑顔がみられようになることに重点を置いています。

3 ● 包括的にアセスメント・ケア・評価を行う必要性

BPSDの要因は多様です。その要因を身体面や生活面、社会面から包括的にみる必要があります。看護は包括的に対象を捉えること、部分でなく統一体（ホリスティック：Holistic）としてみることをこれまでの看護理論家は重要視しています。したがって、BPSDに対してもその人を包括的にアセスメントし、それに応じたケア実践、アウトカム評価が必要であると考えました。

しかしながら、包括的に捉えるために情報を多く設定してしまうと、たちまち現場の負担が大きくなってしまいます。そうした点も熟慮し、核となる基本要素を包括的に捉える項目の選定に取り組み、まとめあげたのが包括的BPSDケアシステム®の電子版18項目です。

4 ● 包括的BPSDケアシステム®の電子版18項目

包括的BPSDケアシステム®のアセスメント項目は当初、紙ベースの調査票で、21項目から構成されていました[1]。そして、このシステムを使用した患者群と使用しない患者群では、使用した群のほうがせん妄やBPSDが改善、QOLも高まることが明らかになりました[2]。

ただ、紙ベースではその都度、用紙に記入する手間と用紙の管理が必要で実用的ではありませんでした。そこで、電子版を開発することになったのです。電子版を開発するに当たり、シミュレーションを重ね[3]、もっと効率的に使えないかと考えました。使用する看護師（老人看護専門看護師を含む）と検討して、重複する内容や入力に悩む3項目を削除しました。そして、事例をシステムに適応させた結果[4]、BPSDの改善がみられたので、図1-6-1の18項目に定めました。

「笑顔」はBPSDではありませんが、BPSDがない快の状態を示し、認知症が重度になっても残る能力であり、心理症状、行動症状とともにBPSDの3項目として設定しました。

「生活・セルフケア行動」にはIADL（Instrumental Activities of Daily Living：手段的日常生活動作）とADL（Activities of Daily Living：日常生活動作）があります。認知機能が低下すると、まずIADLができなくなり、次にADL動作が難しくなるという順序性をもちます。そこでADLを支え、生活を支援するためにはIADLの項目が必須であると考えました。「入浴」「食事」「トイレでの排泄」「歩行」はADLの項目であり、「金銭管理」「事故防止」「服薬管理」はIADLの項目として、生活を評価します。また、「休息・睡眠」はBPSDに影響する重要な要因であるため省くことのできない項目です。

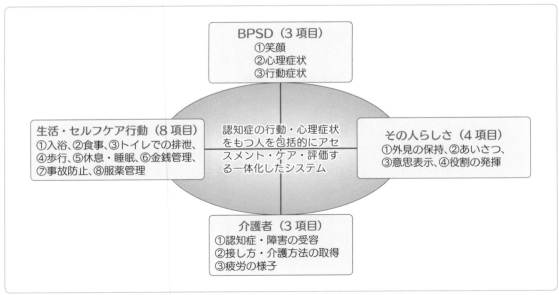

図1-6-1　包括的BPSDケアシステム®の電子版における18項目

　さらに、「その人らしさ」は、認知症ケアの重要な基盤になる「パーソン・センタード・ケア」の核となる要素（パーソンフッド：その人らしさ）です。その人らしさを他者からみて評価でき、ケアによる改善が期待できるものとして、「外見の保持」「あいさつ」「意思表示」「役割の発揮」を設定しました。

　そして、認知症の人と寄り添う介護者の存在にも目を向けるために、「介護者」の項目を設けました。具体的には「認知症・障害の受容」「接し方・介護方法の取得」「疲労の様子」の3項目をアセスメント項目としました。

5 ● 包括的BPSDケアシステム®の電子版の使用方法

① 利用者登録（背景情報の入力）

　まず対象者を登録するために背景情報を入力します。年齢、性別、障害高齢者の日常生活自立度や認知症高齢者の生活自立度、主疾患、既往歴、薬剤、主介護者、サービスの利用、趣味などです。これらは、認知症ケアのアウトカム評価に影響すると考えた項目で、必要最低限の情報で構成されています。タブレット端末やパソコン画面からクリックして入力する方式がメインですが、その他として自由記載できる欄を設けています。

② アセスメント番号入力とケア項目の実施

次にアセスメントの開始です。各アセスメント項目には質問が設定されており、0が正常で、1から4と数が大きくなるにしたがって重度の状態となる回答番号を設定しています。対象者の状態を観察して該当する番号をクリックしていきます。

図1-6-2には情報から判断したアセスメント番号を示す例を挙げています。図1-6-3は行動症状のアセスメント番号だけでなくケア項目も示しています。ケア項目は文献や専門家からの意見を参考に選定した有効なケアを掲載しています。

ケア項目欄では、実施したケア項目をチェックしていきます。ケア項目以外で実施したことは、その他の欄に記入します。電子版では、アセスメント番号をクリックすることで簡単に入力できます（図1-6-4）。

このように、まずは認知症をもつ対象者に該当するアセスメント番号と実施したケア項目を入力することから始めます。

〈BPSD（3 項目）〉
実際の観察からアセスメント番号を入力する
例：①笑顔、②心理症状、③行動症状

①笑顔：毎日、怒ったような表情。笑顔が全くみられない。
アセスメント番号：4
②心理症状：家にいるのに「ここは家じゃないよね。不安だよ」と毎日、何度も訴えている。
アセスメント番号：4
③行動症状：毎日、夫を叩いたり噛みついたりしている。
アセスメント番号：4

図1-6-2　**アセスメント番号の判断例**

回答欄（アセスメント番号）	ケア項目
0：週に１回もない	■ 原因・背景の追求
1：週に１回ある	□ 環境整備
2：週に数回ある	■ 訴えを聞く
3：ほぼ毎日ある	■ 安心させるやさしい声かけ
● 4：毎日ある	□ 薬の副作用の確認
その他（　　　　）	□ 今の不安を受け止める
	□ 徘徊に付き合う
	■ 散歩をする
	□ 不快なものを取り除く
	□ 医師の主疾患の治療調整
	□ 医師の薬剤の調整・検討
	□ その他（　　　　）

本人の状態に該当するものをチェック

実施したものをチェック

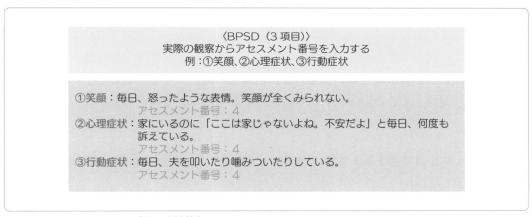

図1-6-3　**アセスメント番号とケア項目のチェック例（行動症状）**

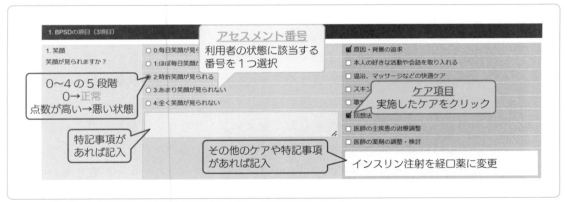

図1-6-4　電子版におけるアセスメント番号とケア項目の入力

❸ 「原因・背景の追求」を行うことの大切さ

　すべてのケア項目には、「原因・背景の追求」を設定しています。アセスメント番号が0以外の場合は、その原因を考えることが重要となります。成果（アウトカム）を高めるためには、因果関係を考えることが重要です。原因のヒントは、BPSDの要因である図1-5-4（p.42）が参考になります。体調はどうなのか、各疾患の影響はないか、薬剤の副作用はないか、せん妄を起こしていないか、環境は変化していないか、ケアや対応はどうかなどの要因を考えます。

❹ 18項目のアセスメント番号で、弱みだけでなく強みもわかる

　18項目のアセスメント番号を見ていくと、弱みだけではなく強みもわかってきます。図1-6-5では、弱みは4番が入力されている項目ですので、笑顔、心理症状、行動症状となります。反対に、強みは正常の0点ですから、歩行とあいさつとなります。

　弱みは改善に向けてケアしていくわけですが、同時に強みにも着目してそれを活かし、維持していくケアの実施が重要です。BPSD軽減のためにケアを進めていきつつ、維持できている歩行、あいさつという強みをさらに強化するケア、例えば毎日散歩をする、職員とともに廊下を歩く、あいさつのために意識して声をかけるケアなどが有効となるでしょう。

❺ アクションプランの立案

　ケア項目欄以外にも職員全体で取り組むプランが必要な場合、「アクションプラ

大項目	小項目	第1回目
BPSD	笑顔	4
	心理症状	4
	行動症状	4
生活・セルフケア	入浴	2
	食事	2
	トイレでの排泄	3
	歩行	0
	休息・睡眠	3
	金銭管理	4
	事故防止	3
	服薬管理	1
その人らしさ	外見の保持	2
	あいさつ	0
	意思表示	2
	役割の発揮	3
介護者	認知症・障害の受容	2
	接し方・介護方法の取得	2
	疲労の様子	2

■■ ：弱み
笑顔、心理症状、行動症状

■■ ：強み
歩行・あいさつ

18項目すべてを入力すると弱みだけでなく強みもわかる

図1-6-5　アセスメント番号により弱みと強みを確認する

アクションプラン		
プラン名	入浴できるプラン	←18項目からターゲットを定める
プラン目標	週に2回入浴できる	←実現できる個別の目標を記述
実施項目	「気持ちいいですよ」などとポジティブな声かけを行う お風呂の道具（洗面器やタオル、石鹸）を見せて同意をもらう	←実施できる個別プランを記述

図1-6-6　アクションプランの立案（作成）

ン」を立案します（図1-6-6）。図1-6-7は電子版でのアクションプラン入力画面を示しています。18項目からターゲットを定めてプラン名を記入します。例えば「入浴できるプラン」と記入します。そして、評価しやすいように目標（例：週に2回入浴できる）を立案します。次に目標を達成するための実施項目（具体策）を入力します。実施項目は簡単で、みんなで実現可能なものを挙げることが成功の秘訣です。

⑥ アウトカム評価の確認

　一定期間を経たのち、あらためてアセスメント番号を入力します。2回目のア

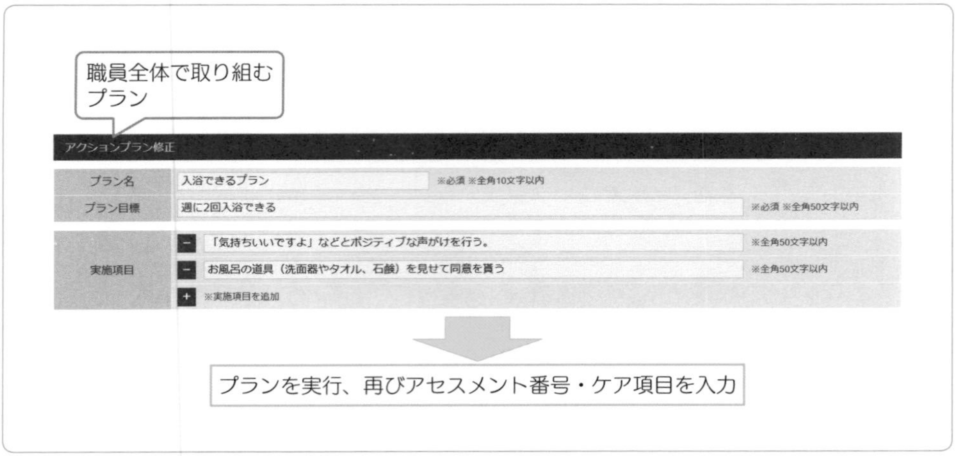

図1-6-7　電子版におけるアクションプランの入力画面

大項目	小項目	第1回	第2回	アウトカム評価
BPSD	笑顔	4	2	改善
	心理症状	4	2	改善
	行動症状	4	2	改善
生活・セルフケア	入浴	2	1	改善
	食事	2	2	維持
	トイレでの排泄	3	3	維持
	歩行	0	0	最高値持続
	休息・睡眠	3	3	維持
	金銭管理	4	4	最低値持続
	事故防止	3	3	維持
	服薬管理	1	0	改善
その人らしさ	外見の保持	2	0	改善
	あいさつ	0	0	改善
	意思表示	2	1	改善
	役割の発揮	3	1	改善
介護者	認知症・障害の受容	2	2	維持
	接し方・介護方法の取得	2	2	維持
	疲労の様子	2	2	維持

図1-6-8　アウトカム評価の可視化

セスメント番号を入力することで、アウトカム評価が可能となります（図1-6-8）。
　アウトカムとは2時点あるいはそれ以上の時点の間での健康状態の変化[5] を意味します。「一定期間」をどのように定めるか、どの時点にするかは自由です。例えば急性期病棟の場合は1週間ごと、訪問看護ステーションなどでは1カ月に1回、といったように定めましょう。電子版システムでは、前回より改善されたか、維持しているのか、悪化したのかがわかるように、図1-6-9のように矢印でアウトカムが評価できます。

評価分析

1. BPSDの項目（3項目）

評価項目	【1回目】20/11/05	【2回目】20/11/27	【3回目】20/12/24	【4回目】21/07/25	【5回目】21/05/25	【6回目】21/06/25	【7回目】22/01/20	【8回目】22/03/04	【9回目】-/-/-	【10回目】-/-/-
1. 笑顔	2	1	0	1	0	0	0	0		
2. BPSD－心理症状	4	1	0	3	4	3	3	3		
3. BPSD－行動症状	4	1	1	4	3	3	3			

> *アセスメント番号を2回以上入力すると前回の番号と比較してアウトカム評価が自動的に色別矢印で表示される
> *入力期間や回数は自由に設定でき、どの領域が改善、維持、悪化したかがわかる

	【1回目】20/11/05	【2回目】20/11/27	【3回目】20/12/24	【4回目】21/07/25	【5回目】21/05/25	【6回目】21/06/25	【7回目】22/01/20	【8回目】22/03/04	【9回目】-/-/-	【10回目】-/-/-
	2	3	2	3	2	2	2	2		
	2	1	1	1	0	2	2	2		
	2	2	0	1	1	3	3	3		
	2	2	2	1	2	2	3	3		
	3	3	3	3	3	3	4	4		
	2	2	2	1	2	2	3	3		
	2	2	3	3	2	3	3	3		

図1-6-9　電子版におけるアウトカム評価の表示画面

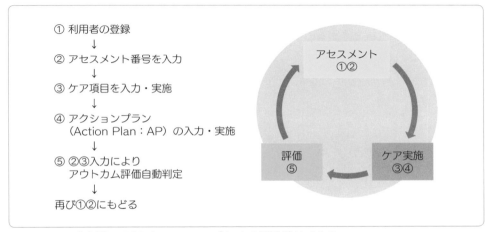

① 利用者の登録
↓
② アセスメント番号を入力
↓
③ ケア項目を入力・実施
↓
④ アクションプラン
（Action Plan：AP）の入力・実施
↓
⑤ ②③入力により
アウトカム評価自動判定
↓
再び①②にもどる

図1-6-10　包括的BPSDケアシステム®による質改善サイクル

⑦ 包括的BPSDケアシステム®の電子版でPDCAサイクルを回して質改善

　ここまで解説してきた包括的BPSDケアシステム®をまとめると、図1-6-10のような流れになります。認知症の人の情報をアセスメントして、ケアを実践し、評価する。これは、PDCAサイクルを回すのと同様です。PDCAサイクルとは、目標を達成するための手法で、Plan（計画）、Do（実践）、Check（評価）、Action（改善）のことを言います。包括的BPSDケアシステム®では、図1-6-10のサイクルを回転させることで、よりサービスの質を高めていくことが期待できます。

　ある病院から、易怒性や興奮がとても強い認知症の人の対応について相談を受けた事例があります。さっそく本システムに沿ってアセスメントを進め、有効な

ケアを実践することにしました。アクションプランでは、怒る原因を考え、これまで以上に、看護師の処置内容について本人にわかりやすく説明すること、同意を得てから処置を行うことなどを実践しました。食事についても本人の要望、好みの食事形態や嗜好を聞いて、食事介助を行いました。その結果、易怒性が軽減し、本人にも看護職にも笑顔が戻りました。

また、ある訪問看護ステーションでも、本システムを使ってケアを実践することで、BPSDが改善しました。そのステーションでは、他機関ともプランを共有化し、プランを見直して追加していくことで、BPSDの改善だけでなく、BPSDの発生頻度も減少させることができました。

このように、本システムを使い、意識してPDCAのサイクルを回していくことが、ケアの質、意識を高めることになり、期待されるBPSDへの対応力の強化につながっていきます。本人や家族、看護職や介護職などのケアする側を含めてみんなが喜んでもらえるように、包括的BPSDケアシステム®の積極的な活用を期待しています。

包括的BPSDケアシステム®のさらに詳しい情報については、筆者のホームページ（http://bpsd.jp/）をご覧ください。

＊ 引用文献
1) 内田陽子編著：在宅と病院をつなぐ 認知症対応力アップマニュアル，照林社，p.170-175，2020.
2) 内田陽子，小山晶子，岩澤史織，他：病院患者への包括的BPSDケアシステム®の有効性，認知症ケア研究誌，4，p.12-18，2020.
3) 内田陽子，大河原美幸，中里貴江：訪問看護の利用者に対する電子版の包括的BPSDケアシステム®を導入した2症例，群馬保健学研究，41，p.36-41，2021.
4) 内田陽子，田島玲子，中村映見佳，他：包括的BPSDケアシステム®の電子版を導入した訪問看護6事例のケーススタディ，認知症ケア研究誌，5，p.1-7，2021.
5) 島内節，友安直子，内田陽子：在宅ケア アウトカム評価と質改善の方法，医学書院，p.15，2002.

第 2 章

行動・心理症状の予防や改善に向けた支援の方法を身につけよう

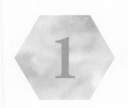

1 環境調整

伊東　美緒

　認知症の人が安心して生活するためには、周囲の人との関係性だけでなく、環境そのものを調整することも大切です。環境調整により認知症の人の行動・心理症状が穏やかになることがあります。環境にはさまざまな要素が含まれますが、ここでは主に住環境に焦点を当てます。筆者は、認知症の人が落ち着いて生活するための住環境について長年取り組んでいる英国スコットランドのスターリング大学の建築家、レスリー・パーマー（Lesley Palmer）氏と一緒に研究に取り組んでいます。その際に、住環境について教えていただいたことを踏まえて、住環境の調整方法について考えてみます。

　人的環境については第2章-2「コミュニケーションと意思決定支援」（p.71）を参考にしてください。

1 ● 記憶障害を原因とする住みにくさ・生活のしづらさは "見える化" で解決

　認知症の人が、住み慣れた自宅ですら住みにくいと感じる主な原因は、記憶障害の中の、主に "近時記憶の障害" にあります。近時記憶とは、数分から数日にわたる記憶のことで、例えば朝食の献立などがこれに当たります。アルツハイマー型認知症の場合には、初期から障害されやすい記憶と言われています[1]。

　ここでは繰り返し行動について、本人の体験や思いに沿って考えてみましょう。

　大事なものをタンスにしまったけれども、しばらくすると近時記憶の障害によって、タンスに何が入っているのかわからなくなる、大切なものをきちんとしまったか記憶が曖昧になるという状況に陥ります。そのため、大切なものをきちんとしまったか心配になり、またタンスを開けて中身を確認するという行動につながります。何度確認したとしても、タンスの中に大切なものを入れた事実も、つい先ほど自分で中身を確認した行為も忘れてしまうのです。この近時記憶の障害は、認知症が進行するほど忘れるのが早くなり、同じ行動を繰り返すタイミングが短くなります。

ドアや食器棚の扉の開け閉めも同様です。住み慣れた家なのにドアの向こうに何があるのかがわからなくなったり、食器棚の中に何が入っているのかがわからなくなったりして、不安で確認のために何度も開けるのです。

　つまり、繰り返し行動は、何度確認しても忘れてしまうことが原因です。つい先ほど確認した行為すら覚えていられない……そのような世界を想像してみてください。かなり強い不安を抱えるため、本人はつらい状況に置かれていることが推察されます。

　こうした状況でよくとられるケア方法は、「ちゃんとタンスにしまっていますよ。さっきも確認されましたよね」という声かけです。認知症の初期であれば、「そうだったかしら、忘れっぽくて困るわね」と言いながら、椅子に腰かけ、少し経ってからまた探すという行動になりますが、認知症が進行してくると自分の記憶の曖昧さに気づくことが難しくなるため、「確認なんてしてないわよ。適当なこと言わないで」という怒りの言葉につながり、その結果「あなたが盗った」という物盗られ妄想につながる可能性もあるので注意が必要です。

　このような認知症の行動・心理症状を軽減するためには、"見える化"が必要です。アルツハイマー型認知症などの脳の変性疾患の場合、残念ながら記憶障害が改善することは期待できないので、記憶障害がある場合、同じ説明を繰り返すだけでは全く意味をなしません。繰り返し説明していると、説明する声が徐々に大きくなるので、認知症の人は不愉快になって、かえって怒りの感情を抱かせてしまうこともあります。人がかかわるよりも、本人が認識できる住環境の工夫が求められます。

2 ● "見える化" の工夫

　本人が大切にしている物、こだわっている物については、見える工夫をしましょう。タンスの引き出しの表面に中に入っている物を書いた紙を貼る、プラスチックのタンスを購入して手前の見えるところに本人のこだわりのある物を並べる、よく着る服は壁にかけていつでも見えるようにする、お気に入りの食器やよく使うもの（砂糖やスプーン）などはガラスの食器棚の見えるところに置く、ドアは本人が希望すれば開けておくといった具合に、離れたところからでも見えるように工夫して、本人の反応を確認しましょう。

　本人の反応を確認する必要がある理由は、見える化によって安心することもあるのですが、見え過ぎると情報が多過ぎて混乱につながることがあるからです。こだわりのない物、日ごろあまり使わない物は、外からは見えない従来のタンスに入れる、食器棚のガラスの一部に紙を貼って中が見えない部分をつくり、あま

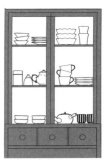
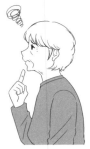

たくさんの食器が見えると目的の物が
見つけられない

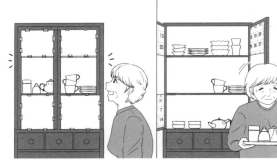

食器棚の一部を張り紙で隠すことで日頃よく使う物を
見つけやすくする

図2-1-1　タンスにおける情報量のコントロール

り使わないものをしまうなどして、視覚に入ってくる情報量をコントロールする
ことも大切です（図2-1-1）。

3 ● 認知症の人に最も重要な環境要素は「光」と「色」

スターリング大学のレスリー・パーマー氏は、認知症の人の住環境を考える上
で最も大切なこととして、「光」と「色」を挙げています。

1 光

光は、影をつくります。私たちは影を影と認識できるので特に困りませんが、
認知症の人が影に困っていることに気づきにくいため注意が必要です。認知症の
人の中には、影を"穴"と思い、足がすくんで一歩を踏み出せないことがあります。
特に冬の夕方は日が傾いて、床に濃い影が現れることがあります。それが自分
の椅子に差しかかってくることを怖がったり、歩いているときに影のところで立
ち止まったりしてしまう場合には、影を穴と認識している可能性を考慮して、
カーテンを引いたり、部屋の電気を明るくしたりして、影が映らない工夫をして
みましょう。
一方で、明る過ぎるとまぶしくて対象物を明確に捉えることができません。特
に白内障の人の場合、蛍光灯の光でもまぶしく、人によっては目に痛みを感じる
ことがあるようです。また、朝日が壁や机に反射し、光がまぶしくて目を開けて
いられないと訴える人もいました（図2-1-2）。最近はさまざまな電球が販売され
ているので光が白くないものに変えたり、光の段階を調整できるものに変えたり、

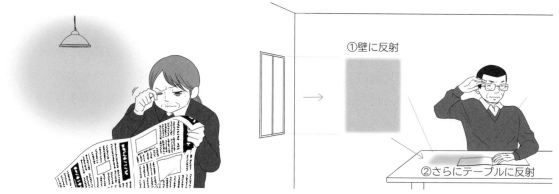

図2-1-2　蛍光灯や太陽の光がまぶしく感じるケース

①壁に反射

②さらにテーブルに反射

反射光が強い場合は薄いカーテンを引いたりして調整しましょう。

　また、夜間トイレに行くとき、暗闇の中で目を凝らして電気のスイッチを探すのは至難の業です。スイッチが見つからず、暗いまま移動すると転倒にもつながります。そこで、センサーライトを廊下やトイレの前に設置して、高齢者が動くと自然に電気が点灯し、明るいところを移動できるように配慮することも推奨されています。

② 色（配色）

　色については、スターリング大学では細かな提案をしており、同系色にしたほうがよい場合と、対照色にしたほうがよい場合を区別しています。

　同系色にしたほうがよいのは、例えばバス、トイレ、玄関などで敷くマット類です[2]。マット類が床と異なる色の場合、暗い色であれば穴に見えたり、派手な色であれば障害物に見えたりすることがあるようです。すると、前に進みたくても進めないという状況になり、動けなくなることがあります。床に関しては、日常的な動線の部分は色を変えないで、逆に段差などの注意を向けてほしい場合には明確な色の変化をつけるという配慮が求められます。

　また、スターリング大学と東急不動産株式会社が連携して建設した"認知症にやさしいデザイン"の高齢者施設には、たくさんの配色の工夫が取り入れられています[3]。見学して感銘を受けたのは、外に続くドアの色が壁と同系色で目につきにくい点です。通常、ドアの色は壁の色と対照的であることが多いのですが、認知症の人の中には、ドアを見つけると外に出ようとしてしまう人がいます。本人が出かけようとするたびに一緒に散歩に出かける余裕があればよいのですが、現実的には難しい状況です。出かけたことを忘れる場合は、何度出かけてもまた

出ようとしますし、一旦出かけると数時間歩いても帰ろうとしない人もいます。

　そうした認知症の人の外出の要求に対して、いつでも応えられる高齢者施設は
あまりありません。すると引き留めるという対応が必要となり、引き留めること
によって、認知症の人が怒り出すと玄関前で押し問答が続き、場合によっては大
きな声で怒鳴ったり、職員に対して暴力を向けたりする場合もあります。このよ
うな状況は、本人も職員も疲弊するので避けたいところです。

③ 見えにくくする工夫

　外に出かけたくなる認知症の人への対応の1つとして、ドアを認識しにくくす
るという斬新な手法があります（図2-1-3）。鍵をかけて出られなくするというの
ではなく、玄関のドアを認識しにくくして、ほかのドアに関心を向けます。する
とトイレや浴室、テラスなどのドアに関心が向き、トイレを覗いたり、テラスに
出ても、戻ってくるという行動につながりやすいようです。これは建築の設計の
段階で取り組まなければならないので、既存の施設に適用するのは難しいですが、
"見えると混乱する物は見えにくくする"というアイデアは、さまざまなものに応
用できるのではないかと思います。

　海外のある研究では、認知症の急性期病棟において、認知症の人が「ドアから

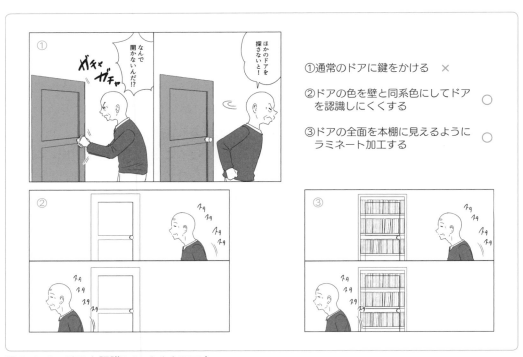

図2-1-3　ドアを認識しにくくする工夫

出たい」と思わないように、ドアの全面を本棚のデザインでラミネートするなど複数の取り組みを行ったところ、不満を訴えにくる時間が減り、ベッドルームや食堂で過ごす時間が増えたという報告もあります[4]。

④ 色のコントラスト

一方、対照的な色にしたほうがよいのは、脱衣室やトイレにおけるタオルやトイレットペーパーなどです。壁の色に対して同系色だと見つけにくくなるため、見つけられないことによりトイレットペーパーで拭かないまま下着をはいたり、手を洗った後にタオルで手を拭いたりすることができず、濡れたまま出てくることにつながります。

また、食事の際にも、食べ物・お皿・お盆・机などの色合いに気をつける必要があります。ある施設では、焦げ茶色のテーブルの上に、同じような色のお皿に、おはぎを載せておやつとして提供していました。利用者は目の前のおはぎを認識することができず、隣の人が食べているおはぎを取ろうとして口論になりました。（図2-1-4）。スタッフは「自分のもありますよね」と言うのですが、本人には見えません。白いお皿に載せてあげるとすぐに食べました。

このような場合、色のコントラストが重要です。白いお皿が机とおはぎの間に

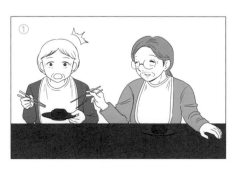
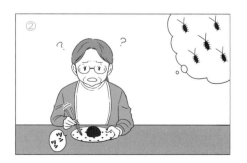
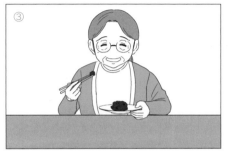

①食器、机、食べ物（おはぎ）の色が似ていて食べ物が認識できない　×

②食器のドット柄が虫に見えてしまう　×

③白い食器にすることで、食べ物（おはぎ）が認識できる　○

図2-1-4　食器や机の色による視認性の変化

あることで、机の上にお皿があり、その上におはぎがあることを視覚的に認識することができます。ただし、ランチョンマットやお皿の柄はできるだけシンプルなものがよいようです。認知症の人の中には、チェック柄のお盆の模様に混乱してしまったり、ドット柄のお皿の模様を虫と認識して取り払う行動がやめられなかったりして、食事が進まないことがあります。

　トイレについては、日本の場合、便器、壁、床などの色は清潔感のある白が一般的です。しかし、認知機能や視力が低下している人の場合には、白い壁や床と白い便器が同化してしまい、便器を認識することができません。そこで、便座にカバーを付けたり、床のマットの色を明るくしたりすることによって、便座と壁・床の色にコントラストをつけると認識しやすくなります（図2-1-5）。

　また、スターリング大学は、「ベッドから頭を持ち上げるとトイレが見えるようにベッドを配置する」ことを推奨しています[5]。ベッドから頭を持ち上げたときにトイレが見えると、迷うことなくトイレに行くことができます。このとき、ドアが閉まっていてもトイレだと認識できるなら閉めておいてもよいのですが、ドアが閉まるとドアにトイレを示すサインがあっても認識できない場合には、便器が見えるようにドアを開けておくのだそうです。日本の場合、トイレは不浄なものという認識があり、見えないようにしてしまいがちですが、認知症の人の認知機能に合わせて、本人が認識しやすくなることを第一に考えて工夫する必要があります。

4 ● 馴染みの環境

　馴染みの環境をつくる工夫として、自宅から本人が使用していた家具や生活用

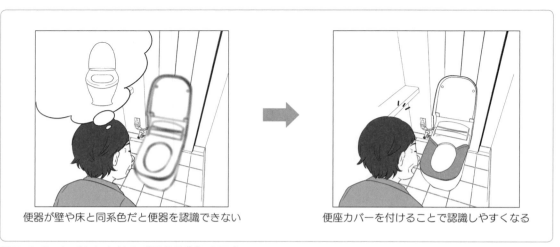

便器が壁や床と同系色だと便器を認識できない　　便座カバーを付けることで認識しやすくなる

図2-1-5　トイレにおける"見える化"の工夫

品を施設に持ち込むことが挙げられます。この工夫は、新しい生活環境に慣れやすくするため、日本でも広く知られています。また、病院や施設の浴室は広くて同じような色調のため、浴槽を認識できず、浴室に来たことがわからない場合があります。そこで、入口に「ゆ」と書いてある暖簾をかけたり[6]、個人用の桶（洗面器）や石鹸箱などを置いたりすると、視覚から入った見慣れた道具から、どこに来たかを理解しやすくなります[7]。

　食事の際にも、施設や病院の箸、スプーンなどが使いにくい場合は、自宅で自分が使ってきたものを用意すると使えることがあります。家庭によっては、自分の箸と家族の箸が決まっており、それ以外はお客様に使うものとして区別している場合があります。すると、施設や病院で出てきた箸は、お客様用のものとなり、自分は使用することができないのです。箸の使い方を認識できないのかと考えて、手に箸を持ってもらう介助をしたときに、とても困った顔をされ、しばらくするとお盆に置いてしまう人がいました。理由を聞くと、「これは私のものではありません」と繰り返すばかりでした。家族にお願いして本人の箸を持ってきてもらうと、自分で食事をとることができました。

　各家庭のこだわりは他者にはわからないので、認知症の人が困っている仕草を見せたときにはそこから理由を探りましょう。そして、1つずつ試してみて、本人がスムーズに行為を遂行できたときに初めて"それが今までできなかった理由"と理解することができます。

5 ● 情報の整理を助ける環境調整

　認知症が進行すると、情報の整理が難しくなります。これは、視覚・聴覚・触覚すべてにおいて言えることです。

　食事場面を例に説明します。食事の準備の際には、在宅・施設・病院のどこでも慌ただしくなります。すると、食器の音や職員が名前や食事内容について確認し合う声、食べたくて食事を催促する認知症の人に「待っててください！」と少し大きい声で話しかける声など、音の種類とボリュームという聴覚情報が急に増えます。さらに、職員は通常よりも早く動くようになるため、視覚情報が増えます。すると聴覚・視覚から過剰な情報が急に取り込まれることになるので、混乱して落ち着きをなくしてしまいます。辺りを見回すと多くの高齢者がいるので、視覚情報が多くさらに混乱します。

　同時に、日本的な皿数が多い食事も認知症の人にとってハードルが高くなることがあります。お皿の数が多いほど、視覚情報が多いのでどうしてよいかわからなくなるためです。戸惑っていると、横から職員に「あったかいうちに食べてく

ださいね」と言われるので聴覚情報が重なります。隣の高齢者が「あなた食べないの？」と覗き込んでくると、さらに情報が上乗せされます。

このように、何気ない食事の場面でも、情報の取捨選択が難しい人にとっては、情報が溢れて絡まり合い、混乱から抜け出せなくなってしまうのです。

6 ● 音・視覚・タイミングへの配慮

前述の問題に対応するために、配膳のときはできるだけ食器の音を立てないこと、声をかけるときには耳元で普通の声で話しかけることを意識してください。また、配膳されてもなかなか食べられない人は、壁に向かって食べる席を用意したり、汁物を出して、終わったら小鉢を出して、最後にご飯とおかずを出してみるといったように、少ないお皿を目の前に置くようにしてみてください。壁に向かって一人で食べると寂しそうに見えますが、重要なのは本人が落ち着いて食べられる環境です。

また、日本では、順番に色々なものを食べるのがよいという考え方がありますが、フランス料理はサラダ、スープ、メインが順番に出てきます。文化的価値観に縛られず、その人が何に対して混乱しているのか、混乱する要因を取り除くにはどの情報量を減らしたらよいかを検討する必要があります。

例として、食事の場面について説明しましたが、これは日常的なケアのすべてにおいて言えることです。複数の職員が同時に話しかけたり、多くの視覚情報を同時に提供したりすると混乱しやすいということを理解して、情報をコントロールすることが認知症の行動・心理症状の軽減につながります。

＊引用文献

1）北川公子，他：老年看護学　第9版，医学書院，p298，2020．
2）Dementia Services Development Centre：10 Helpful Hints for Dementia Design at Home：Practical Design Solutions for Carers Living at Home with Someone Who Has Dementia, University of Stirling, Dementia Services Development Centre, p.44-49, 2014.
3）東急不動産株式会社：超高齢社会の課題解決にむけた新たな取り組み 日本初、英国スターリング大学と連携し "認知症にやさしいデザイン" のケアレジデンスが完成，東急不倒産ホームページ，2017．（https://www.tokyu-land.co.jp/news/b74eb6726c083538efe38e3ed1cda312.pdf）
4）Francesco Mazzei, Roslyn Gillan, Denise Cloutier：Exploring the Influence of Environment on the Spatial Behavior of Older Adults in a Purpose-Built Acute Care Dementia Unit, American Journal of Alzheimer's Disease & Other Dementias, 29（4），p.311-319, 2014.
5）前掲2）
6）谷川良博：認知症の方への生活更衣プログラム（第8回）認知症の方を取り巻く人的環境について，認知症ケア最前線，40，p.147-152，2013．
7）六角僚子：その人にとっての環境を考える，老年看護学，9（2），p.40-44，2005．

コミュニケーションと意思決定支援

伊東　美緒

　本稿では、人的環境要因の中でも重要なコミュニケーションについて考えてみましょう。認知症の人にとって、周囲の人たちの態度や言葉は、不安を軽減してくれるものにもなりますが、認知機能が低下していることへの十分な配慮がない場合には、不安をあおり、混乱する要因になります。専門職がかかわる際には、認知症の人に対峙している間は、沈黙も含め、すべての時間がコミュニケーションの時間になります。

　多くの認知症の人が生活する病院や介護施設において、すべての認知症の人が安心するコミュニケーションを意識する余裕はないと思う人もいるかもしれません。しかし、認知症の人が安心するコミュニケーションは、認知症がない高齢者も安心できるコミュニケーションであり、高齢者に接するときに当然とるべき態度と言えるのではないでしょうか。また、難聴などによる聴覚障害や、白内障などによる視覚障害をもつ高齢者も多数います。彼らもまた、私たちが彼らの経験していることを理解しないままに対応することによって、不愉快な体験をしています。

　認知機能や感覚機能が低下している人に対して、どのような態度・言葉をとると、彼らが安心し、混乱を防げるのかを考えてみましょう。

1 ● 毎日のあいさつを振り返る

　あいさつは、1日1回は必ずする大切なものです。ただ、日々のかかわりにおいて、このあいさつをどれだけ大切にしているでしょうか。

　施設や病院の場合、個室であればノックしますが、大部屋のときには、「失礼します」と言ってズカズカと入りがちです。また、声をかけようとする人のベッドの足元で、本人の顔から2m以上離れた位置から「おはようございます！　今日も天気いいですね」などとあいさつする様子もよく見かけます。

　認知機能も感覚機能も保たれている人であれば、その位置でも我々の存在に気づき、私たちが施設や病院の職員であることを理解できるので、「おはようござい

ます。本当に、今日はいいお天気でよかったわ」などと返事をしてくれます。しかし、認知機能や感覚機能が低下している人に対して同じ対応をすると、私たちの存在に気づかない、気づいたとしてもこの人が誰なのかわからないといった状態もありえます。

　認知機能や感覚機能が低下した人を驚かせないために、次のポイントを意識してあいさつしてみましょう。

① 対象者に近づくときに我々の存在に気づいているかを確認する

　認知症の人に近づく際に、対象者が我々の存在に気づいているかを確認してください。うとうとしているときやぼーっとしているときに、覚醒を促し我々の存在に気づいてもらうことに意識を集中してしまうと、近づいて大きな声であいさつするという行動になってしまいます（図2-2-1）。こうした場面を観察していると、認知機能や感覚機能が低下した人たちはビクッと肩をすくませたり、頭を少しのけぞらせたりします。確かに目を開けてくれる確率は高いのですが、あいさつの始めにびっくりさせると、「何この人？」と警戒心を抱かせてしまうので、その後のケアを受け入れてもらいにくくなります。

　一度声をかけて気づいてもらえない場合には、笑顔でゆっくり近づいて、小さめの声で名前を読んでみましょう。気配を感じて目を開けて、気づいてくれたら普通の声であいさつをします。できれば大げさなくらいの笑顔を向けると、よい印象を持ってもらえます。

　ケアが必要な人に声をかけるとき、大きな声は厳禁です。怒られている、もしくは怒鳴られていると思い、大きな声を出す人に対して警戒したり、憤りを覚え

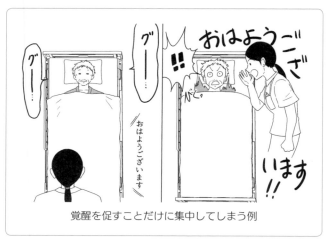

覚醒を促すことだけに集中してしまう例

図2-2-1　毎日のあいさつを振り返る

たりしてしまうので、拒絶的な態度につながりやすくなります。マスクが必須となっている現状では、表情を見せるのが難しいので、ケアを嫌がる態度が見受けられる人の場合には、目を開けてくれたらマスクをずらして笑顔を見せて、マスクを戻してから話しかける、という手順であいさつするとよい印象を持ってもらえます。

　また、朝にあいさつした後は、何回もあいさつする必要はないと思いがちですが、近時記憶の障害（つい先ほどの出来事をすべて忘れてしまう）がある場合には、毎回簡単なあいさつをしたほうがよいことも知っておいてください。つい先ほども別のケアで訪室したけれども、再度伺う必要ができたときには、「○○（相手）さん、△△（自分）です。さっきも伺ったのですが、また来ました。よろしいですか？」などと必ずあいさつをしましょう。私たちには記憶に残っていても対象者の記憶には全く残っていないことはよくあります。大切なのは事実が何かということよりも、今回の訪室で本人が混乱しないコミュニケーションのスタートを切ることと、「"さっきも来たけどまた来た"って言って、この人は私のことが好きなんだな」と思ってもらうことです。

② すぐに要件を述べない

　あいさつの後、例えば、オムツ交換で訪室したときに、ベッドサイドに立って「○○さん、オムツ変えますね！」とすぐに声をかけていないでしょうか。目の前の人が誰か、どんな人なのかがわからない状況で、「オムツ変えます！」とか「薬を飲んでください」と言われても、なかなか応じてもらえません。ここでも近時記憶の障害を意識する必要があります。

　専門職側は相手が自分のことを"看護師"もしくは"介護職員"と認識しているはずだと思い込みがちですが、いったんそばを離れると、近時記憶がある場合にはその人のことをすっかり忘れてしまいます。どこの誰かわからない人が来て、突然自分のズボンに手をかけたり、なんだかわからない怪しげな薬を「飲みなさい」と言ってきたりしたら、抵抗するのは当然のことなのです。

　ここでも、先ほどの「さっきも来ましたが、また来ました。お話ししていいですか？」と先に声をかけることで、「この人、さっきも来たんだ。覚えてないけど、何回も来て、自分に話しかけてくれるなんていい人だ」と思ってもらえると、「はい」と受け入れてもらいやすくなります。「よかった！　ありがとうございます」とその返事を喜んで、「今日はとてもいいお顔をされていますね。せっかくだから座ってお話ししませんか？」と伝えることで、自然に座位に移ることができます。そこからは、「ついでにトイレに行っておきましょうか？」や「座ったついでにお

薬飲んでおきましょうか」と声をかければ、"ついで" なので大したことに思われず、「そうねぇ」と同意してもらいやすくなるのです。

この対応はユマニチュード[1,2]のケアの導入部分で用いられる方法です。目の前にいる人（専門職）はやさしい人、親しい人と認識してもらうことで、ケアへの誘導がスムーズになります。

2 ● 専門職の考え方や態度・行動により 認知症の人の受け入れ方が変わる

① 自分のかかわり方を振り返る

認知機能や感覚機能の低下により、専門職が話していることを理解できず、曖昧な返事が続くとき、専門職は「疾患や障害によって理解することができない」と捉えて、対応しがちです。

しかし、長谷川和夫氏が著書[3]で、認知症となった自身の体験を述べているように、理解や反応の程度は1日の中でも変動しますし、長期的に見ても変化します。その変化はいつも低下するわけではなく、十分な睡眠がとれて、気持ちに余裕をもって取り組めることであれば、うまくこなすことができます。

一方で、睡眠不足や疲労が蓄積している状態だと、急にできないことや理解できないことが増えます。そうしたときに、専門職は「大丈夫ですよ。お手伝いしますから」と声をかけて、専門職のペースで更衣や食事介助をしようとしてしまいます。その場で他の職員に「少し進んできたかなぁ」などと話すのを目にすることもあります。こうした態度に対して、長谷川氏は「話していることは認知症の人にも聞こえているし、悪口をいわれたり、ばかにされたりしたときの嫌な思いや感情は深く残ります。だから、話をするときには注意を払ってほしいと思います。認知症の人が何もいわないのは、必ずしもわかっていないからではないのです」[4]と訴えています。専門職の何気ない態度の中に、認知機能や感覚機能が低下した人たちを "できない人" とみなす要素が含まれている場合、機能低下によって生活のしづらさを抱えて日々過ごしている人は、敏感に察知して反応します。

対象者の状態から "できない" と簡単にアセスメントし、専門職がさっさと介助を行い、「（認知症が）進んできたね」と近くの職員に話しかけることがありますが、こうした態度は、ケアが必要な人にとっては "自分を理解しようとしてくれない人" や、"嫌な人" という印象につながり、負の感情記憶につながります。

誰もが "嫌だと思っている人" の助言は聞きたくないものです。"認知症" と特別視するのではなく、彼らがどのような経験をしていて、自分に対してどのよう

な感情を持っているか、もし嫌な感情を少しでも持っていると気づいたら、自分のかかわり方を変える必要があります。

②「待つ」とは時間を差し上げること

「待つ」とは時間を差し上げること。これは長谷川氏の言葉です[5]。専門職が「こうしましょう」と言って、どんどん話を進めてしまうと、認知症の人は戸惑い、混乱して、自分の思っていたことが言えなくなってしまうのだそうです。そのような状況は「人間としてあるべき姿ではない」と指摘しています。「何をしたいですか?」「何をしたくないですか?」と確認すること、そして、話すまで注意深く待ってほしいと訴えています。専門職は忙しいので「待つのは無理」と思ってしまうことも承知の上で、その人に自分の"時間を差し上げる"のが"待つ"ということであり、認知症の人も「そうとう不便でもどかしくて、耐えなくてはいけないところがあるから、きちんと待って、じっくり向き合ってくれると、こちらは安心します」と、認知症となった自身の立場から説明しています。

鈴木みずえ氏は、3つのステップを用いたパーソン・センタード・ケアの実践を紹介しています[6]。ステップ1は思いを「聞く」ことです。思いを「聞く」ためには、本人の言葉や表現の表出を待つことが必要であり、障害などにより話せない人にも話しかけ、表情、仕草、視線、アイコンタクト、体の揺れ、姿勢、吐息などを観察し、そこから語りかけていることを受け止めて会話をすることを推奨しています。これは長谷川氏のいう時間を差し上げることにつながります。専門職の時間を少し、その人の反応を待つためだけに用いるのです。そして本人の思いを聞く(行動や態度から推察する)ことができたら、ステップ2の情報を「集める」に進み、集めた情報から、ステップ3のニーズを「見つける」段階に至ります。そして見つけたニーズを満たす工夫が始まるのです。

ユマニチュードでは、出会って、ケアを行い、別れのあいさつをするまでを5つのステップに分けており、その中の2番目の"出会いの準備"というステップで、"無償のかかわり"が重要だと位置づけています[7]。これは前述した、「薬を飲みましょう」や「オムツを替えましょう」などという前に、「お話ししにきました。よろしいですか?」と日常的な会話を行いながらともにいることについて同意を得て、相手によい人と認識してもらうためのステップです。このときの、仕事の話を一切入れないで、ただひたすら"人と人とのかかわり"を重視したコミュニケーションを"無償のかかわり"と名づけています。

つまり、認知症の人のためのコミュニケーション方法を考えると、必ずケアを始める前に対話(言語だけでなく、表情や態度も含む)の時間が必要であり、たと

え十分に認知症の人の思いを理解できなかったとしても、認知症の人が「この人は私の話を一生懸命聞いてくれようとしている」と認識してくれると、関係性は大きく前進すると考えられます。

忙しい業務に追われて、業務優先でコミュニケーションが形成されていることに気づいたら、最初の数分でもよいので、あいさつのときだけは"相手に時間を差し上げて"、相手の思いを言語・行動・態度から理解しようと努力し、少なくとも"いい人"と認識してもらうことが求められます。

3 ● 意思決定支援

1 生活を支える経過における意思決定支援

意思決定支援というとACP（Advance Care Planning）や事前指示などをイメージする人が多いかもしれません。しかし、人生の最期にどのような医療を受けたいか、どこで過ごしたいかを問い、記録に残し、それを徹底して行うことは必ずしも本人の意思を尊重したことにはなりません。なぜなら、質問されるときは、自分の人生の最期がどのような状態かはわからないまま、推測のみで選択しなければならないからです。

例えばアルツハイマー型認知症という診断を受け、脳の障害に伴う生活の困難さを経験した後では、選択が大きく変わることは容易に想像できます。

そう考えると、介護や看護に携わる専門職が、高齢者の生活を支えるときに必要な意思決定支援は、日々の生活の中での本人のこだわりや訴えからその人の価値観を捉え、最期まで人生を支えていくことではないでしょうか。

ここまでで触れてきたように、治療やケアの際に認知症の人にかかわるときには、あいさつの仕方と相手の話に耳を傾ける時間が重要です。そして、その次に治療やケアを行うのですが、その際には必ずさまざまな場面で"本人の意思"が現れることを意識しましょう。「お風呂好きなのよ」という発言や、湯船につかってうっとりする表情、専門職に向ける笑顔、吸引の際に音を聞いただけで歯を食いしばってそっぽをむく態度、専門職が処置をしようとすると振り払う態度など、それぞれに本人の意思が現われています。これが同じ人に観察されたと仮定すると、①お風呂（特に湯船につかること）がとても好き、②専門職に対して好意的、③吸引はされたくない、④処置が嫌、といった具合に読みとることができます。

私たちが実施するケアを嫌がられる場面では、日常的なかかわり方に大きな問題があります。吸引の際に音を聞いただけで歯を食いしばってそっぽを向く例では、吸引や処置を嫌がっているというのはわかりやすいのですが、吸引や処置な

どの医療的なケアは“絶対にやらなければならない”と専門職が認識しているため、「ちょっと我慢してください」や「大丈夫ですよ」という言葉とともに手首を押さえつけ、なかば強制的に実施されます。本人にとっては恐怖と苦痛でしかありません。本人の嫌という意思は明確なのに、その意思に対してはなんの対応もとられないのです。日々のケアにおける意思はあまり重視されていないのに、なぜ人生最期の選択だけにこだわるのでしょうか。

　日々のケアにおいて、専門職が本人の嫌がることを無理強いしているにもかかわらず、激しく本人が嫌がった場合には“○○拒否”などと呼び、本人に原因があると捉えられるのが現状です。本人が嫌がる吸引や処置を同じやり方で実施することで、負の感情記憶が残ります。感情記憶は認知症が進行しても最期まで残ると言われているため、処置のたびに嫌な記憶が積み重ねられて関係性が悪化するのです。

　本人が嫌がるとき、それは本人のこだわりによるわがままなものと言えるのかどうかを考えてみてください。吸引は鼻や喉の奥をチューブで突かれるのですから、喜んで受ける人はいません。ただひたすら苦しいのです。そう考えると、「痰がらみがひどいから吸引をしっかりする」「痰がらみが頻回だから吸引回数を増やす」という対応は、苦痛の増強に加担していることに気づかなければなりません。

　仰臥位で過ごすことが多い方に対しては、「座ってゴホンってして痰が出ると、苦しい吸引をしなくていいから座ってみませんか？」と問いかけて自己喀痰を促したり（図2-2-2）、人生の最期に近づいている人の場合には、点滴や経管栄養の投与量が多すぎないかを検討したりなど、苦痛を減らす方法について考えることができるはずです。

　すぐには状況を変えられない場合でも、「吸引は苦しいから、痰を減らすために少し栄養の量を減らしてもらえるか、先生に聞いてみますね」などと本人に対し

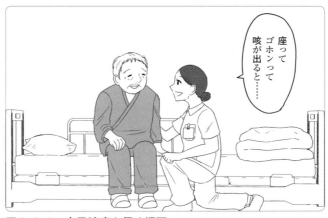

図2-2-2　自己喀痰を促す場面

てきちんと問いかけてみてください。こうした問いかけはよく届くので、今までほとんど反応がなかった方がうなずいてくれることがあります。「この人はあいさつも気持ちいいし、話を聞いてくれて、私のためになんとかしようとしてくれている」と思ってもらえれば、いざというときには、「どうしても苦しそうだから吸引1回だけさせてもらってもいいですか？」と聞くと、承諾してもらえることが増えるのです。

　このような一つひとつのケアや処置への反応から、日々の生活で生じる本人の苦痛を一つひとつ除外していくと、穏やかな最期につながると考えられます。高齢者の意思決定支援は、日常生活のケアや処置の際のコミュニケーションの中にあると考えてみてください。

2　人生最期の段階における意思決定支援

　前述のようなかかわり方をしていると、本人の言葉、態度、反応から、好きなこと、嫌なことを把握できます。こうした丁寧なかかわり方をしている組織では、気づいたことを家族にも手紙や面接で伝え、日頃から共有しています。するとその経緯の中で、医療的な処置を本人が嫌がってきたから延命治療はやめたほうがいいだろうといった本人の意思に基づく意思決定支援が行われることがあります。

　一方で、サービス利用や施設入所・入院が認知症後期、あるいは看取り期に入ってからの場合、意思決定支援の経緯を本人・家族・専門職で共有することが難しい状況にあります。断片的な情報しかない中で、肺炎などの急変が生じた場合に病院を受診するか、今の場所で過ごし続けるか、その場合看取りまでかかわれる医療職がいるかなど、さまざまな選択や情報の確認が必要になります。

　情報も余裕もない状況では、家族と専門職の間だけで情報共有と選択が進んでいくことは少なくありません。しかし、こうした状況でも必ず本人に問いかけてください。"最期に訪れる死"という論考においては、「認知症の人は彼らの人生に生じている変化に気づいていて、そのことでふさぎ込み、落胆し、自暴自棄になり、何か（誰か）にしがみつこうとする。彼らは自分に生じていることについて我々が知りたいと思う以上にわかっている。だからこそ、彼らに生じている変化について語ることを避けるのではなく、彼らの苦しみを軽減するにはその苦しみを表面化し共有するべきである」と述べられています[8]（著者訳）。認知症の進行とともに、絶えず内的な変化が生じているため、認知症のどの段階にも当てはめることができますが、日本では特に、老い、病、死について触れることを「縁起でもない」と捉える文化があるため、当事者に認知症のことや本人が実感している内的変化について問いかけることは少ないと考えられます。そして、人生の最

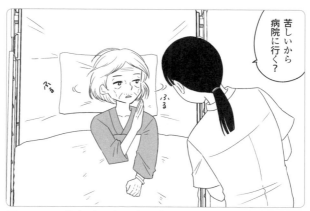

図2-2-3　認知症の人の意思表出：首を横に振る

期に近づくほど、本人には問いかけにくい状況になり、本人がいない、つまり本人の意思を確認しようとすることすらない状況で、延命治療の選択がなされているのではないでしょうか。

　しかし、本当に本人の意思は表出できないのでしょうか。家族や専門職が意思を表出できないと思い込むことで、確認する機会を失っているように思います。例えば、「苦しいから病院に行く？」といった簡単なフレーズで確認してみることはできます。病院に通うことで安心を得てきた人たちはうなずくかもしれません。一方で、さまざまな疾患を抱えつらい治療や検査に耐えてきた人は首を横に振ったり、手首より先を振って"嫌"という意思を表出したりするかもしれません。徐々に反応が不明瞭になっている人がこうした言動を見せることは、相当な覚悟を持った懸命な意思表示だと思います。その懸命の意思表示を家族や医師に代弁するケア専門職が増えることを願っています（図2-2-3）。

　ただし、本人が「病院には行きたくない」という意思表示をしたので、自分の組織で最期まで見送りたいと思い、本人の表現を代弁して家族や医師に伝えたとしても、家族の判断によっては受診して入院になってしまうこともあります。日本の場合、ケア専門職はこれ以上踏み込むのは難しいので、「早く状態が安定されて戻れるといいですね。お待ちしています」と声をかけることしかできませんが、それでも精一杯本人の意思の代弁をしたと自負できることが大切なのではないかと思います。

　このような一つひとつの意思確認の経験から、「一見表情の乏しい反応のない人の中には、うなずきなどにより意思を表明することができる人がいる」ことを理解する専門職が増えることにも重大な意義があると思います。

③ 関係性に基づく意思決定支援モデル

　本稿では、シンプルな例を用いてわかりやすい説明を心がけました。しかし、意思決定支援はどの段階においても簡単なものではありません。そこにかかわるすべての人の価値観が絡み合うので、最終的にどうするかを決定できないままに経過していくことが少なくないのです。

　喀痰吸引の例で考えてみましょう。「痰の量が増えれば吸引回数を増やすべきだ」と主張する看護師Aと、「午前と午後１回ずつ座位にすることで自己喀痰を促せば苦痛を減らせる」という看護師Bと、「ほとんど寝たきりのこの人を午前と午後の１回ずつ座位にするのは誰がやるんですか。看護師がやってくれるんですか」と主張する介護職員Cと、「本当に座ることで自分で痰を出して楽になるならやってみたい。だけど本人一人で座位になってもらうのは不安」という介護職員Dがいると考えてみてください。あれこれ意見は出るものの１回試してみて「やっぱり大変だね」ということになってもとに戻る、というパターンを数多く見てきました。

　このような場面で活用してもらいたい考え方として、関係性に基づく意思決定支援モデル[9]（Relational approach to decision-making model；以下RDMモデル）を紹介したいと思います。

　RDMモデルは、認知症高齢者が意思決定のプロセスに参加するために、彼らが好むことを探り、それらの情報に合う選択肢を選定し確認するものです。選択肢の確認の際には、家族の知っていること、懸念事項、そして提案しようとする選択肢の客観的評価についても聞きます。RDMモデルは同時に、不必要な制限・ごまかし・管理につながりうる、価値判断の押し付けや意見のぶつかり合いがないかについても検証します。これらの手順は５つの段階に分けて実施されます（表2-2-1）。

表2-2-1　RDMモデルの５つの段階

①能力があると想定	高齢者は意思決定に参加することができるが、支援が必要と理解する
②その人の人となりや好みを知る	高齢者の人生史や現在の人生の意味、彼らのストレングス（強み）や大切な人との "関係性" を知り、尊重する
③選択肢を提案し、確定する	高齢者の置かれた状況や好みに関連づけて、選択肢を探索し、確認し、選択肢をできるだけ多くつくる
④意思決定を支援する	高齢者が事実を理解する支援を行い、成り行きを見守る
⑤プランを支援し実行する	本人にとって大切な人たちと協力して、プランをさらに発展させる

　本人の意思決定支援とは、まず本人に好むこと（よい関係性を持つ大切な人を含む）を聞き、あくまでも本人の置かれた状況や好みに関連づけて選択肢を探索します。そして、その選択肢が不必要な制限や管理につながらないかを検証しつつ、実際にケアや治療を提供した際の本人の反応から承認しているかを確認し、複数の選択肢の中で好ましいものを選定するという流れになります。

　日本では、命が続くことを優先するために処置を行うという家族や専門職からの意見が優先されることがあり、本人の意思について検討すらされないまま経管栄養などが開始されることがあります。こうした事態を改革するためにも、医療・介護の専門職が本人の意思を理解するために、RDMモデルを活用できるのではないかと期待しています。

＊ 引用文献

1）本田美和子，イヴ・ジネスト，ロゼット・マレスコッティ：ユマニチュード入門，医学書院，p.98-113，2014.
2）イヴ・ジネスト，ロゼット・マレスコッティ著，本田美和子監修：ユマニチュードという革命　なぜ、このケアで認知症高齢者と心が通うのか，誠文堂新光社，2016.
3）長谷川和夫，猪熊律子：ボクはやっと認知症のことがわかった　自らも認知症になった専門医が、日本人に伝えたい遺言，p.66-71，KADOKAWA，p.66-71，2020.
4）前掲3）
5）前掲3）
6）鈴木みずえ監修：認知症の看護・介護に役立つよくわかるパーソン・センタード・ケア，p.48-49，池田書店，2018.
7）前掲1）
8）Bere M.L. Miesen, Gemma M.M. Jones：Care-Giving in Dementia Research and Applications Volume 4, Routledge, p.396-397, 2006.（Marinus can den Berg：Death come in the end. A palliative perspective of caring for people with dementia.）
9）Gaynor Macdonald, Jane Mears：Dementia as Social Experience Valuing Life and Care, Routledge, p.110-112, 2019.（Suzanne Jarrad：Developing a relational approach to decision-making in healthcare settings.）

3 食支援と口腔ケア

福田　未来

1 ● 食事に関連する行動・心理症状

　　80歳以上の高齢者の37.4%がおいしいものを食べているときに喜びや楽しみを感じており、高齢者の食事や口腔状態はQOL（生活の質）に大きく影響を及ぼすと言われています[1]。認知症が進行すると、食事したことを忘れて何度もしつこく催促したり、待ちきれないために手づかみでかきこんで食べたり、スプーンを逆さに持ちすくおうとしたり、他者の分を食べてしまったりなどの食行動に関する行動・心理症状がみられます。ケア提供者には、行動・心理症状の特質に合わせて、個々の食べる力や喜びを最大限に引き出すように援助することが求められます。

　　食事中の傾眠や大声、暴力、暴言、歩き回る、食品でないものを口に入れるなどの行動・心理症状は比較的高い頻度で現れます。このような行動・心理症状の出現の程度は人によって異なります。行動・心理症状は、その背景に中核症状である失認や失行があり、その場の環境にも影響を受けて発生します。

　　食事の失認とは、食事の認識が困難になり食事をとろうとしなかったり、食べ物以外の物を口にしたりすることを言い、失行とは一連の動作ができず思うように食事ができない、箸やスプーンが使えなくなる、といったことを指します。

　　行動・心理症状が発生しやすい環境には、慣れない場所、周囲に他人がいて騒がしい場所などが挙げられます。これらの環境では不安やストレスが高まり睡眠不足、便秘などが加わることで、さらに行動・心理症状が発生しやすくなります。

2 ● 認知症の嚥下障害に着目した
　　行動・心理症状軽減のためのケア

　　認知症の原因疾患と重症度別にみた摂食嚥下障害の特徴（表2-3-1）[2]と摂食・嚥下運動5期モデル（図2-3-1）を示します。

　　人は食べ物の形や質などを認知してから口に入れます。これを先行期と言

います。この先行期が障害されると、食事をひっくり返したり、「こんなものは食べられない」と腹を立てたりする行動・心理症状が発生します。この段階での行動・心理症状を軽減するには、好物を提供する、馴染みの食器を活用する、見た目の彩りやだし汁の香りなど五感で楽しめるように工夫するなど、食事の認知を助ける支援が有効です。

食べ物を口に入れ、かみ砕き、飲み込む準備ができるまでの時期を口腔準備期、

表2-3-1 認知症の原因疾患と重症度別にみた摂食嚥下障害の特徴

認知症の原因疾患	認知症の重症度		
	軽度	中等度	重度
AD	●摂食嚥下障害はないが、実行機能障害により料理を一人で作ることが困難になったり、記憶障害により鍋をこがしたり、同じ物を何回も購入したりすることがある	●視空間認知障害や失認により、目前の食べ物を認知できなかったり、失行により食具の使い方がわからず食べ始められなかったりするが、行為の始まりを支援すると食べ始めることが可能 ●注意障害により、食事以外の刺激が多いと摂食を中断	●失行が進行して食具を使うことが困難になるが、手づかみで食べることは可能 ●口腔顔面失行により、いつまでも咀嚼し続ける、口腔内に食べ物を溜める、口が開かないなど ●嚥下障害・口腔乾燥の出現
VaD		●失語や構音障害を伴う場合、食塊の咽頭への送り込みに障害が生じる ●半側空間失認（無視）がある場合、注視していない部分を食べ残す ●片麻痺による摂食動作の障害により、食べ物をこぼす、片麻痺側に食物残渣、誤嚥しやすくなる	●嚥下障害（食塊形成と咀嚼力の低下、咽頭への移送障害、舌骨、喉頭運動の低下）、特に不顕性誤嚥（むせない誤嚥）のリスクをもつ人もいる
FTD	●脱抑制や被影響性の亢進により、食事の途中で立ち去る ●自分の席と認知している場所に他者が座っていると、突き飛ばすこともある ●食べ物を嚥下前に口中に詰め込む、早食い（むせや窒息に注意）	●常同行動により、いつも同じ時刻に、同じ場所で、同じ物を食べる ●味覚が変化し、甘い物が嫌いだった人が好むようになる ●過食 ●無欲型（自発性の低下・無関心）では、食べることへの意欲が低下する場合もある	●嚥下障害はないが、時に呂律の障害といった筋萎縮性側索硬化症の症状や嚥下障害を伴うものもある ●（プラス面）空間認知の障害はないので、認知症の後期まで自分で食べる力が残されている
DLB	●食べ物の中に虫や鳥の羽が入っているなどの幻視により食べない ●注意・覚醒レベルの変動から、食事中に眠ることによる摂食中断 ●嚥下障害（咽頭期障害）がすでに出現している場合もある	●注意障害や認知機能の変動により、食べることができるときとできないときがある ●視空間認知障害により、食べ物までの距離が正確につかめず食べ物に手が届かない、食べ物の位置関係がわからず食べ残す ●パーキンソニズムによる無動・固縮による摂食中断	●ドーパミン不足による嚥下反射の低下による嚥下障害、抗精神病薬への過敏性があるため、抗精神病薬の服用時には、さらに嚥下反射が低下し、誤嚥性肺炎のリスクが高くなるため、注意を要する

AD：アルツハイマー型認知症　VaD：血管性認知症　FTD：前頭側頭型認知症　DLB：レビー小体型認知症

〔高山成子編著：認知症の人の生活行動を支える看護　エビデンスに基づいた看護プロトコル，山田律子執筆，食事の看護，医歯薬出版，p.35，2014．を一部改変〕

先行期	口腔準備期	口腔送り込み期	咽頭期	食道期
何をどのようなペースで食べるかを判断する時期	口腔に食物（水）を取り込んでから、舌背の中央に配し、飲み込みの準備（食塊形成）ができるまでの時期	舌背中央の食物を咽頭へ送り込む時期	咽頭に運ばれてきた食塊を、嚥下反射によって食道まで移送する時期	食塊が食道の蠕動運動や重力によって胃に運ばれる時期

図2-3-1　摂食・嚥下運動5期モデル

　舌や頬を動かしながら食べ物を咽頭へ送り込む時期を口腔送り込み期と言います。口腔準備期・口腔送り込み期には、口腔や咽頭の知覚低下により嚥下反射が誘発されず、食べ物を飲み込まない、吐き出すという行動・心理症状が発生します。この段階では、食形態が合っているか、一口量が適正かどうかを確認しましょう。また、食べ物であるという認識を高めるために味付けが濃いものやゼリー、冷えたものなどを取り入れてみましょう。

　嚥下反射により食べ物を食道へ送る段階を咽頭期と言い、この段階でつまずくとむせやすく誤飲します。注意力低下が嚥下反射に影響しているときには、食事に集中できる環境づくりや食事姿勢の確認を行います。

　食べ物が食道から胃に運ばれる時期を食道期と言います。認知機能が低下すると姿勢の崩れを自覚し整えることが難しくなります。円背姿勢での食事は胸腹部を圧迫し食道逆流が生じやすくなりますので姿勢を調整しましょう。

3 ● 事例から食事に関する行動・心理症状への　ケアを考えよう——アルツハイマー型認知症

1 事例の概要

【Aさん／80歳代男性／アルツハイマー型認知症】

　施設に入所しているAさんは、食事の時間になり職員が席につくように促しても着席できず、何度も勧めると「いいんだよ」と腹を立てました。しばらくして席に着いて食べ始めましたが、周囲をキョロキョロと見回し、落ち着かず副菜にみそ汁をかけて、大急ぎで手づかみで食べてしまいました。表2-3-2にアセスメントとケアの例を示します。

表2-3-2　Aさんの症状や行動の多角的アセスメントとケアの例

症状	● 食事の場面という認識が低下し、「今食べてよいものなのか」と思っている ● 箸の使い方がわからなくなり手づかみになってしまう ● いろいろな物が配膳されるので、どれから手をつければよいのかわからない 【ケア】食べ始めるきっかけをつくる、カトラリー（スプーン、フォーク、ナイフなど）や食形態を工夫する、一品ずつ提供する
身体の 健康状態	● 食欲がない　　● 尿意や便意がある ● ささいなことで怒ることが増え、2週間前にドネペジルを増量した 【ケア】間食の活用、食欲を高める工夫、排泄など体調確認、薬剤調整
環境面	● 食べ終えた人の動きや会話に気を取られ食事が進まない 【ケア】食事に集中できる静かな環境をつくる
人となり	● 現役時代は大工をしており、仕事のつもりで机や床を触ったり拭いたりしている 【ケア】作業の後に、自然な流れで食事に誘う

② 行動・心理症状の発生原因と有効なケア

原因①：職員のペースで無理に食卓に着席させた

有効なケア： Aさんのケースでは、食事の時間であるとまだ認識していないのに、職員に着席を促されたことが原因と考えられます。時間や場所の見当識障害により自分が置かれている状況の認識が低下すると、今が何をする時間なのか、食事をしてよい場所なのか実感がわからなくなります。わからないままに食事を強要されると行動・心理症状が発生します。それを回避するには、食事の時間であるという認識を高めるために、食前に口腔体操を行い「もうすぐ昼ご飯になりますね」と声をかけたり、テーブル拭きや配膳を手伝ってもらったりして想起できるきっかけをつくり、自然な流れで食事に移行します。

原因②：席を立つには何か理由がある

有効なケア： 席を立つ理由は強要されて不愉快、食べたくないというサインかもしれませんし、尿意や便意の不快感かもしれません。「Aさん、いかがされましたか？」とやさしく声をかけて確認してみましょう。本人がうまく語れなかった場合は、ケアする側が空気を読み原因を確認しましょう。「こちらでは騒がしいですかね。あちらのお席をご用意しましたので、一緒に行きませんか？」などと対応します。

原因③：箸やスプーンの使い方がわからなくなった

有効なケア： 失認・失行によって箸やスプーンの認識ができない、使い方がわからず食べ始められない、といったことが考えられます。本人が周囲をキョロ

キョロと見回して不安な顔をしていたり、箸を持ったまま動きが静止していたりする場合には、本人の目の前に座りお茶碗を持ちスプーンですくって口に入れる動作を実演し、食べ方や食べる順番を示しましょう。食べ始めの数口を介助すると、その後の動作がスムーズに運ぶこともあります。箸やスプーンの使い方を助言しても使うことができないときには、米飯はおにぎりにし、副菜はスティックにして手づかみで食べられるように食形態を工夫しましょう。

原因④：お皿がたくさん並ぶことで混乱している

有効なケア：食器が目の前に多数並ぶと、「何をどう扱えばよいのか」と混乱しやすくなります。副菜に汁物をかけると私たちは驚いてしまいますが、本人は一生懸命に試行錯誤しています。そのような場合には、米飯→副菜→汁物→もう一品の副菜→デザートというように、一品ずつ提供します。また、箸と食後に使う口腔ケア用品を一緒に並べると混乱しますので、食事に不要なものは食卓に置かないようにしましょう。

原因⑤：食欲がない

有効なケア：アルツハイマー型認知症高齢者のうち、6～7割に嗅覚の低下が認められています[3]。また、加齢によって嗅覚・味覚、消化吸収機能は低下し、疲れやすくもなり、食欲は低下する傾向にあります。食欲向上を図る対応には、食事の色合いや盛り付けを工夫する（赤と緑の食材を一緒に使うなど彩りの工夫、味わいのある柄の小皿の活用）、生活史から食の好みを把握して提供する、素材のうま味を引き出す（酢の活用、うま味成分を組み合わせる）、亜鉛や微量元素を含む栄養補助食品を活用する、などが挙げられます。また、マヨネーズやチーズなどエネルギーを効率的に補給できる食品を取り入れましょう。

　抗認知症薬のドネペジルやガランタミンは薬剤の副作用で食欲不振になることがあります。持病の治療のために服用している薬が食欲に影響することもありますので、医師や薬剤師と相談し薬剤調整を行いましょう。

4 ● 事例から食事に関する行動・心理症状への ケアを考えよう──レビー小体型認知症

❶ 事例の概要

【Bさん／70歳代女性／レビー小体型認知症】

　介護者の夫が食事を勧めると、Bさんは「虫が入っている」「毒を盛られた」と

拒むようになりました。食事をスムーズに食べることができるときと、できないときがあり、途中で眠ってしまうことも増えています。食器と別の場所を箸でつついたり、食べこぼしたりすることも多いので夫が注意すると腹を立ててしまいます。夫は「わかっていてもBに厳しく接してしまう」と言い、介護への疲労が溜まっています。表2-3-3にアセスメントとケアの例を示します。

② 行動・心理症状の発生原因と有効なケア

原因①：ふりかけやお皿の模様が虫に見えている

有効なケア：レビー小体型認知症の特徴として、視力に問題がないにもかかわらず正しく認知ができず、実際に存在しない子供や動物が見える（幻視）、壁の模様を見て虫が這っていると見間違いをする（錯視）ことがあります。レビー小体型認知症の幻視・錯視は行動・心理症状ではありますが、認知障害が強く影響していると理解しましょう[4]。

　Bさんのケースでは、食器の模様やご飯にかけたふりかけを虫と見間違えていることが原因と考えられます。本人が腑に落ちない顔をしているときには「何か気になることがありますか？」と声をかけます。幻視や錯視の訴えがある場合、「お皿を変えてみませんか」「白米のままでお持ちしましょうか」と提案し、本人の困っていることを受け止めて一緒に改善に取り組みます。また、窓際の明るい場所への移動や照明の調整により食事を正しく認識できるように環境を整えましょう。

表2-3-3　Bさんの症状や行動の多角的アセスメントとケアの例

症状	●ふりかけやお皿の模様が虫に見えている ●物の距離がつかめずおかずや味噌汁をこぼしてしまう ●注意力が続かず、散漫になりやすい 【ケア】幻視・錯視への対応、食事に集中できる環境をつくる
身体の 健康状態	●認知機能が変動しやすく、食事中に眠ってしまうことがある ●手がふるえ食事や食器を保持できない ●便秘がある 【ケア】覚醒リズムに合わせた支援、パーキンソン症状への対応、排便コントロール
環境面	●夫が介護負担感を感じており、Bさんに怒ることが増えた 【ケア】ねぎらいとかかわり方の助言、介護保険サービスを利用
人となり	●主婦として家庭を守り、家事はそつなくこなし綺麗好きであった 【ケア】清潔感のある食事環境をつくる

原因②：視覚認知障害やパーキンソン症状の影響

有効なケア：食器と別の場所を箸でつつく、手がふるえて食器を持てない、手首の細かな動作ができず大量にこぼしてしまうといったことは、視覚認知障害やパーキンソン症状が原因と考えられます。ケア提供者が食べ方を細かく指示したり、食べこぼしを指摘したりすることで行動・心理症状が発生します。

　それを回避するためには、本人のそばに座り、動きに合わせてさりげなく食器の位置を移動する、汁物は量を減らして持ちやすくする、すべり止めマットを活用するなどの工夫をします。動きが止まったときには、静止した腕を持ち上げるだけで動作が開始されることがあります。食事を急かす声かけは本人の動きを止めてしまうので、「ゆっくりで大丈夫ですよ」と声をかけ、本人のペースで食べられるように配慮しましょう（図2-3-2）。

原因③：覚醒不良や便秘で食事が進まない

有効なケア：レビー小体型認知症には、時間や日によって注意や覚醒レベルが変動するという特徴があります。上肢の動きや姿勢が安定し短時間で食事を終えることもあれば、姿勢が崩れて眠ってしまい、食事が進まないときもあります。覚醒不良時に、無理に摂取を促すことは誤嚥・窒息につながります。調子のよいときを見計らい摂取できるように、生活リズムや覚醒の変動を確認し、個々のリズムに合わせて支援するとよいでしょう。また、レビー小体型認知症の人は便秘が課題となることが多いです[5]。排便を促す食事・生活・下剤の服薬指導を行うことで排便のリズムが整い食欲も高まります。

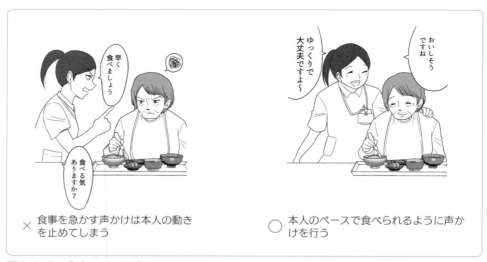

× 食事を急かす声かけは本人の動きを止めてしまう

○ 本人のペースで食べられるように声かけを行う

図2-3-2　食事における声かけ

原因④：夫との関係性が悪化し不安が高まっている

有効なケア：Bさんと夫の関係悪化が原因で、「毒を盛られた」という妄想が生じたと考えられます。レビー小体型認知症は行動・心理症状、運動症状、自律神経症状を高率に発現し、介護負担感もアルツハイマー型認知症や血管性認知症と比較して大きく[6]、病識もある程度保たれているので介護者の言葉や感情を敏感に察知してしまい不安や失望が高まります。

　Bさんは「綺麗好きで物事をそつなくこなす方であった」との情報から、思うように行動できず人の手を借りなければいけないことに自尊心が傷つけられており、これらのことが妄想につながっていると考えられます。このような場合には、介護者に配慮して「ご主人が頑張ってくださっているのでBさんはお元気そうですね」などと、労いの言葉をかけましょう。また、介護者の休息のために介護保険サービスの通所介護（デイサービス）や短期入所療養介護（ショートステイ）の活用、訪問介護による食事支援も検討しましょう。

5 ● 口腔ケアに関連する行動・心理症状

　口腔ケアは誤嚥性肺炎の予防、口腔症状の予防や緩和、爽快感の向上、会話や経口摂取を最期まで続けるなど、QOLを保つために重要なケアです。認知機能が低下すると失認・失行・失語により口腔ケア用品の使い方がわからず歯ブラシで洗面台を磨く、歯磨き粉を誤飲する、何をされるのかわからない不安から口を閉じて抵抗するといった口腔ケアの行動・心理症状が発生します。

　口腔ケアの拒否には信頼関係やケアへの不快な経験、痛みなどさまざまな要因が絡みます[7,8]。また、口腔はデリケートな部分であり、他者に口の中をみられることに多くの人は抵抗を感じます。口腔ケアを拒む要因を1つずつ見極めることが、心地よく受け入れがよいケアにつながります。

6 ● 口腔セルフケア・口腔機能・嚥下機能に着目した 行動・心理症状軽減のためのケア

　認知症の原因疾患別の特徴と口腔ケアについて、表2-3-4に示します[9]。

　軽度の認知症では、記憶障害や実行機能障害により歯磨きを忘れてしまうことがあります。また、手指の巧緻性が低下すると細かい動作が苦手となります。そのため軽度認知症では「さっき歯磨きをした」と腹を立てる行動・心理症状が発生します。

　中等度の認知症では、失認・失行により口腔ケア用品の認識が低下し、その場

に合わない行動が生じたり、歯磨き粉を間違えて飲んでしまったりといった行動・心理症状が発生します。

　軽度・中等度の認知症では口腔ケア動作の始まりを支援し、セルフケアが保持できるように声かけや見守りを行います。

　重度の認知症では、口腔失行により開口できず、介護者が承諾を得ないまま強引なケアを続けると、頑なに口を閉じる行動・心理症状が発生します。この時期は、口腔乾燥による疼痛の増大や嚥下障害による誤嚥のリスクも高くなります。保湿による痛みの軽減や口腔ケアの認識を高め、安心で心地よいケアを心がけましょう。

表2-3-4　認知症の原因疾患別の特徴と口腔ケア

認知症の原因疾患	口腔セルフケア	口腔機能・嚥下機能
アルツハイマー型認知症	【軽度】 ●実行機能障害により口腔清掃の自立度が低下	【軽度～中等度】 ●歯牙欠損や食塊移送時間の遅延、嚥下時間の遅延が生じる
	【中等度】 ●失認、失行、空間認知障害により歯ブラシを認知できなかったり、使い方がわからず口腔ケアを始められない ●注意障害により環境からの過剰刺激で口腔ケアを中断する	
	【重度】 ●口腔失行により口に含んだ水を吐き出せなかったり口が開かなかったりする	【重度】 ●口腔乾燥や嚥下障害が生じる
血管性認知症	●麻痺によりブラッシングがうまくできない ●半側空間無視により注視していない部分が磨けない	●食塊形成と咀嚼力が低下する。また、咽頭への移送障害や舌骨・咽頭運動の低下が生じ嚥下障害を認める ●麻痺側に食物残渣が残りやすい ●不顕性誤嚥が生じやすい
レビー小体型認知症	●注意障害と認知機能の日内変動により口腔ケアができるときとできないときがある ●視空間障害により距離が正確につかめず鼻に歯ブラシを近づけるなどの行動がみられることがある ●パーキンソン症状による振戦・無動などで口腔ケアが中断する	●ドパミン低下により、嚥下反射が低下し嚥下障害が生じる ●抗精神病薬への過敏症により誤嚥性肺炎のリスクが高くなる
前頭側頭型認知症	●脱抑制により口腔ケアの途中でその場を立ち去る ●味覚の変化により甘いものが嫌いだった人が好むようになり、う歯を生じる	●嚥下障害や呂律の障害を伴うことがある

〔長寿科学振興財団：高齢者の口腔機能とケア，山田律子執筆，認知症高齢者における口腔ケア，長寿科学振興財団，p.128，2010．を一部改変〕

7 ● 事例から口腔ケアに関連する
行動・心理症状に対するケアを考えよう

1 事例の概要

【Cさん／80歳代男性／血管性認知症】

デイサービス利用中のCさん。現役時代は高校の校長を務め、教育に貢献してきました。現在は、妻がCさんの体が少しでもよくなるように自立を促しています。ある日、口腔内の磨き残しが著明で口臭も強いので、デイサービス職員がそのことをCさんに伝えて介助を申し出ると「さっきしたからいい！」と一点張りです。何度も声をかけると口を強く閉じ、腹を立ててしまいました。表2-3-5にアセスメントとケアの例を示します。

2 行動・心理症状の発生原因と有効なケア

原因①：職員に何度も促され不快に思っている

有効なケア：Cさんのケースでは、本人は口腔ケアを済ましたと思っているのに、職員に何度も促されたことが原因と考えられます。記憶障害により「さっき歯磨きをした」と思い違いをしており、さらに職員から「歯の間にたくさん汚れがついているので磨いていないですよ」「舌が白く、この汚れがにおいの原因になるので念入りに磨きましょう」などと複雑な（ネガティブな）説明を受けると、ストレスが高まり行動・心理症状が発生します。

　　ケア提供者は短く理解しやすい言葉を使い、理解が難しい場合には繰り返し

表2-3-5　Cさんの症状や行動の多角的アセスメントとケアの例

症状 神経学的所見 高次脳機能症状	●記憶障害により口腔ケアをしたかどうか忘れてしまう ●理解力・判断力の低下により口腔ケアの必要性の理解が低下している ●口腔ケア中の注意が散漫になり中断する ●左片麻痺と視野欠損があり、意識していない部分が磨けない 【ケア】その都度丁寧に説明、口腔ケアに集中できる環境づくり、磨き残しへの支援
身体の健康状態	●口腔乾燥、歯周炎により口腔内状況が悪化し痛みがある ●口腔廃用や麻痺により外部からの刺激に敏感である 【ケア】痛みを和らげるケアの工夫、ケア用品の選定、過敏への対応、歯科受診の調整
環境面	●他利用者も同じ時間に口腔ケアをしており、物音や話し声で騒がしい 【ケア】口腔ケアに集中できる環境づくり
人となり	●現役時代は校長先生、他者の支援を受けることに抵抗がある 【ケア】自尊心に配慮した声かけ

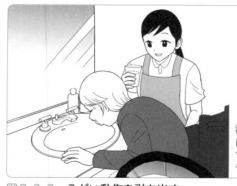

洗面所に座り、前傾姿勢で口に水を含むと、水を飲みこまず吐き出す動作が引き出されやすい

図2-3-3　うがい動作を引き出す

伝えます。認知機能の低下に伴い、普段と異なる動作の習得が困難となりますので、同じ場所・同じ方法・同じ声かけがよいです。また、「さっき歯磨きをした」と話すときには「私の勘違いでしたね」と言い、こちらがいったん引きます。そして、席を立つタイミングでうがいを促すなどブラッシングにこだわらず簡単にできることに変更してみましょう（図2-3-3）。

　認知症の人は、認知症の初期から磨き残しが生じ、口腔内状況は悪化しています[10]。磨き残しへの支援が重要ですが、Cさんのように他者の支援を望んでいない場合には「丁寧に磨けていますね。左側に汚れが残りやすいのでお手伝いさせてください」と、まずはできていることを伝え、お手伝いすることを申し出てみます。また、高齢者にとって「口腔ケア」という言葉は馴染みがないので「口の中をさっぱりしましょう」「歯を磨きましょう」と身振りを加えながらこれから行うことを説明しましょう。

原因②：口腔内に痛みがある

有効なケア：う歯や歯周炎、口内炎など口腔内に痛みや傷があると、「後でやるからいい」と話したり、口を閉じてしまったりなど口腔ケアに消極的になります。認知機能に加えて口腔内も丁寧にアセスメントし、治療が必要な場合には歯科医師との連携を図ります。日々のケアでは、歯肉が腫れている場合には軟らかい歯ブラシを使用し、口腔乾燥も痛みにつながりますので保湿剤による十分な保湿や唾液腺を意識したマッサージにより唾液分泌を促します（図2-3-4）。

　口腔ケアの際、口腔領域の廃用症候群や麻痺により他者から触れられることで痛みやしびれが生じることがあります。このような場合には、手や肩など体の遠い部分から順に触れ、首、顔、口と近づきます。そして敏感な部分を把握して手掌や指腹でゆっくり刺激し、敏感な部分に向かい部位を移動します。時間をかけて感覚刺激を続けることで痛みやしびれの改善を図りましょう。

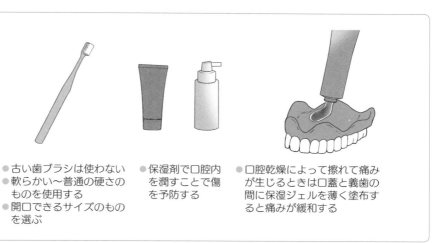

- 古い歯ブラシは使わない
- 軟らかい〜普通の硬さのものを使用する
- 開口できるサイズのものを選ぶ

- 保湿剤で口腔内を潤すことで傷を予防する

- 口腔乾燥によって擦れて痛みが生じるときは口蓋と義歯の間に保湿ジェルを薄く塗布すると痛みが緩和する

図2-3-4　口腔内の痛みを緩和する工夫

原因③：他者の支援を受けることに抵抗がある

有効なケア：Cさんはかつて高校の校長を務め、長年教える立場にいたため、他者の支援を受けることに自尊心が傷つけられる思いを抱いていると考えられます。口腔ケアのたびに仕上げ磨きができると理想ですが、難しい場合には1日1回でも実施できるようにします。ケア開始前にはケアの承諾を得て、終了時には感謝を伝えます。口腔ケアの最中は、手鏡を使ってその様子を見てもらったり、「歯の裏側を磨きますね」と行うケアをその都度実況中継したりすることによって、これから実施することへの理解を深めてもらいます。「この人にならケアを任せてもいいな」と思ってもらえるようにやさしい表情と礼儀正しいふるまい、ポジティブな声かけを日頃から心がけましょう。

＊ 引用文献

1) 内閣府：平成25年度 高齢者の地域社会への参加に関する意識調査結果, 内閣府ホームページ, 2013.（https://www8.cao.go.jp/kourei/ishiki/h25/sougou/zentai/index.html）
2) 高山成子編著：認知症の人の生活行動を支える看護　エビデンスに基づいた看護プロトコル, 山田律子執筆, 食事の看護, 医歯薬出版, p.35, 2014.
3) Murphy, C.：Nutrition and Chemosensory perception in the elderly. Critical Reviews in Food Science and Nutrition. 33（1）, p.3-15, 1993.
4) 内田陽子編著：一般病棟の認知症患者「こんなときどうする？」, p.3, 照林社, 2017.
5) 山田律子：認知症高齢者の食べる喜びに向けた看護, 老年精神医学雑誌, 27（3）, p.296-303, 2016.
6) Lee DR, McKeith I, Mosimann U, et al.：Examining carer stress in dementia：the role of subtype diagnosis and neuropsychiatric symptoms, International Journal of Geriatric Psychiatry, 28, p.135-141, 2013.
7) 宮崎友恵, 猪俣克子, 臼井ゆかり, 他：全介助を必要とする患者の口腔ケア, ナーシングカレッジ, 14（14）, p.10-17, 2010.
8) 菊谷武監修：口をまもる 生命を守る 基礎から学ぶ口腔ケア, p.114-121, 学習研究社, 2007.
9) 長寿科学振興財団：高齢者の口腔機能とケア, 山田律子執筆, 認知症高齢者における口腔ケア, 長寿科学振興財団, p.128, 2010.
10) 水口俊介, 高岡清治, 宮下健吾, 他：要介護高齢者における食事形態, 口腔清掃, 義歯使用の状況　日常生活自立度および痴呆度との関連, 老年歯科医学, 16（1）, p.48-54, 2001.

4 入浴ケアと排泄ケア

小板橋　梨香

1 ● 入浴における行動・心理症状

　私たちが認知症の人の入浴や排泄などの日常生活のケアを行う際、「入りたくない」と憤慨されたり、誘導しようとするとたたかれたり、「殺される」などと大声を発したりされる行動・心理症状がみられることがあります（図2-4-1）。このような行動・心理症状で「入浴に応じてくれない」態度は、私たちケアする者にとって困りごとです。しかし、視点を変えて認知症の人の立場から見れば、疲れていたり発熱があったりするときは入浴したくないですし、知らない男性が近づいて強要すると怖くて入浴する気持ちになれないと思います。つまり、「入浴を拒否する人」にも理由や事情があります。

　認知症の人は脳の病変の進行、それに伴う症状（中核症状）の変化、身体合併症、生活史、周囲の環境、薬剤などが原因で行動・心理症状が発生しやすい状況にあります。そして、何らかの入浴したくない理由があったとしても、自分が感じていること、言いたいことを上手に表現することが難しいため、しばしば拒否・問題のある人になってしまうのです。

　ここでは、入浴ケアにおいてみられがちな行動・心理症状の原因、入浴しても

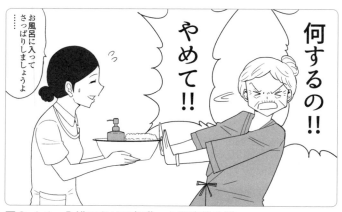

図2-4-1　入浴における行動・心理症状の例

らえるケアを紹介します。

① 入浴ケアに応じてもらえない原因

　認知症の人に入浴を勧めても、なかなか応じてくれない原因には何があるのでしょうか。この本を読んでくださる皆さんは認知機能の低下はなく、認知症の人がどのように感じているかということはイメージしづらいかもしれません。

　認知症の人は①記憶障害や失見当識に伴い、お風呂に誘われても誘われたこと自体を忘れてしまう、②お風呂に入りたくてもどのように入ったらよいかわからず混乱してしまう、③体調が悪いことや嫌なこと、希望があっても相手に伝えることが難しい、④不安や混乱の蓄積から強い拒否反応になりやすい（行動・心理症状）、などの理由からスムーズに入浴援助を受け入れることができないことがあります。その原因は1つのこともあれば、複合的なこともあります。認知症の人は、その原因を自分から的確に訴えることは難しいので、周りの支援者が本人の言動や身体状況、生活史などから読み取り、確認することが求められます。

　入浴ケアに応じてくれない主な原因を、中核症状や行動・心理症状、身体要因、薬剤、個人要因、環境要因の視点で表2-4-1にまとめます。

② 入浴してもらえるケア

　入浴ケアのコツを表2-4-2にまとめました。表2-4-1の入浴ケアに応じてもらえない原因に対する各番号は、表2-4-2の入浴してもらえるケアの番号と連動していますので、対象者のケアに活用していただければと思います。

　入浴ケアを行うコツとしては、入浴ケアに応じてくれない理由を丁寧にアセスメントし、その理由に対するケアを行うことです。入浴することを忘れてしまう場合は、入浴することを忘れないように工夫すること、安心できるように対応していくことが大切だと思います。認知症の人が安心できるよう、コミュニケーションをより丁寧に、話の内容はできるだけポジティブな言い回しで行うとよいでしょう[1]（表2-4-3）。

　風呂場がわかりにくい場合は見つけやすくなる工夫を、入浴の仕方がわからない場合にはどの部分に困難を感じているのか確認・予測して、その部分をさりげなく補っていきます。なお、すべてをやってあげるということではなく、あくまでも本人の持っている能力を活かした支援を意識できるとよいでしょう。

　また、高齢者は加齢によるさまざまな身体・生理的変化があり[2]（表2-4-4）、身体的苦痛や機能低下が入浴動作に影響してしまうことがあります。認知症の人は

表2-4-1 入浴ケアに応じてもらえない原因

中核症状 行動・心理症状	身体要因 (疾患・加齢)	薬剤	個人要因 (生活・生活史)	環境要因 (人・住居等)
□入浴を誘ってもらっても、忘れてしまう →ケア① □風呂場がわからない →ケア② □どのように入浴の準備をして、入ればよいかわからない →ケア③ □どうすればよいのか教えてほしいが、上手に伝えられない →ケア③	□微熱でだるい（高齢者は熱が出にくい） □痛みや悪心があり、体調が悪い □視力低下や筋力低下等、あまり活動したくない（表2-4-4） □便秘でお腹が痛い（表2-4-4） □円背による前傾姿勢で何が起こっているかわからなくて不安 □半身麻痺で姿勢が崩れそうで怖い→ケア④	□認知症治療薬によりイライラ、興奮 □抗精神病薬などにより活動低下、動けない →ケア⑤	□恥ずかしい →ケア⑥ □支援されるのが申し訳ない、嫌だ →ケア⑥ □習慣→ケア⑦ 一番風呂が好きだった、他の人が入った後は嫌だ、銭湯へ行く習慣があった、元々お風呂にはあまり入らなかった	□寒いので服を脱ぎたくない→ケア⑧ □周囲の人の声、物音がうるさくてそわそわしてしまう→ケア⑧ □介助者の声が大きくて怒られているようだ→ケア⑨ □何度もしつこく誘われて嫌だ→ケア⑨ □急にお湯をかけられて怖い→ケア⑨ □一人になって不安になってしまった→ケア⑨

表2-4-2 入浴してもらえるケア（表2-4-1におけるケア①〜⑨）

①入浴することを忘れてしまう	●入浴することを忘れないように工夫する。 　例）風呂場へ向かう間も、お風呂関連の話を続け、入浴することを忘れないようにする。 　　　目につく場所に入浴の予定を書いておく。
②風呂場がわからない	●『☞風呂場』という標識をつくる。 ●温泉のマークが入っている暖簾など、入浴を連想させるようなものを置く。
③入浴方法がわからない	●一連の入浴動作のどの部分に困難を感じているのか、確認・推測する。 　例）服の脱ぎ方・着方→着脱しやすい衣服にする。 　　　　　　　　　　　すぐに着られるような向きで服を渡す。 　　　シャワーの使い方→すぐに湯をかけるのではなく、これから行うことを説明。 　　　　　　　　　　　湯が流れるところを見てもらい、本人が驚かないように温かさを感じてもらった上で、湯をかける。
④身体的な要因	●発熱を確認する。高齢者は熱が出にくいため、日々の体温と比較するとよい。 ●痛みの原因がはっきりしているのであれば、鎮痛剤を用い症状緩和する。便秘なども苦痛なので、まずは症状緩和。症状緩和が難しい場合には、無理に入浴を勧めないことも必要。 ●前傾姿勢で周囲の状況がわからない場合には、目に入るところにシャワーやスポンジを移動させ確認してもらうなど、本人が認識できるように工夫する。 ●姿勢保持できない場合には、姿勢が安定する配慮、体に触れることで安堵感を与える。
⑤薬剤の影響	●医師、看護師、薬剤師などとともに症状と薬剤の評価を行い、薬剤調整をする。
⑥羞恥心や自尊心への対応	●同性の介助者、タオルをかけるなどの配慮。 ●誰でも自分のことは自分でしたいと考えているため、支援されていることがストレスにならないように意識する。あくまで、本人のもっている能力を活かした支援をする。
⑦習慣が関係する場合	●本人の入浴習慣を家族などから確認し、可能な範囲で対応する。 　例）一番風呂が好き→一番目、もしくは他の人と一緒になるのを避ける。 　　　銭湯が大好き→銭湯の暖簾をかける。 　　　元々入浴は数日おき→毎日のような入浴は必要か検討する。
⑧落ち着かない環境	●適切な室温となるように調整する。 ●周囲の人の声や反応が気になってしまう場合には、なるべく他の高齢者との混浴は避ける。 ●入浴が心地よくなる工夫をする。 　例）好きな音楽をかける、温かい・気持ちよいといったポジティブな声かけを行う。
⑨介助者の対応	●安心・信頼してもらえるような穏やかな対応をする。 　服を脱ぐ、シャワーをかける、浴槽に入る、一つひとつに説明と同意（表2-4-3参照）。 　温かい、さっぱりするなど、ポジティブな声かけを行う。 　対象者が難聴・理解を得られないと、ついきつい口調になってしまうので注意。 　本人の反応を見る。流れ作業のように行わない。 ●単純に何度も誘い続けない。 　人を変える、時間を変える、日を変えることも必要。無理強いしない。 ●本人を待たせないよう必要物品や場所など事前に準備しておく。 　よくわからない場所で一人ぼっちは不安になりやすい、待っている間に忘れてしまう可能性もある。

表2-4-3　認知症の人とのコミュニケーションのコツ

1　「あなた」を認識してもらう
あなたの体をその人の正面にもっていき、笑顔をつくって“大切に思っています”というメッセージを伝える

2　目を合わせる
その人の鼻の位置の真正面に自分の鼻をもっていくなど、その人があなたと目が合う距離・位置を意識する

3　話しかける
できればマスクを外し、名前を呼び、やさしくゆっくり、口の動きを意識して、短い文で、身振りを加えて話してみる

4　許可を取る
日々のケア一つひとつにインフォームド・コンセント

5　わかろうとする
あなたが相手を理解しようという気持ちがなければ、相手もあなたに心を開いてはくれない

〔山口晴保，田中志子：楽になる認知症ケアのコツ，技術評論社，p.30-35，2015. を基に筆者作成〕

表2-4-4　加齢による身体・生理的変化

器官系	機能低下	日常生活の変化
神経系	脳重量・脳血液・神経細胞減少、諸反射の減弱　など	物忘れ、知覚・反射運動の遅れ、動作の鈍さ　など
感覚器系 外皮系	視力：視力・調整力・暗順応の低下 聴力：高音域・語音の弁別機能低下 体温調整機能低下　など	細かな字の判読が難しい 日常会話が聞き取りにくい 危険回避の低下、病気の発見の遅れ　など
消化器系	消化液の分泌低下 腸の運動機能減退　など	消化不良、胃もたれ、便秘　など
泌尿器系	腎機能低下 括約筋の硬化・弛緩 前立腺肥大　など	夜間頻尿、残尿、頻尿、排尿困難、尿失禁など
運動器系	筋力・持久力・安定性の低下 動作緩慢、巧緻性低下 脊柱変化、靱帯肥厚、骨密度低下など	運動能力の低下 転倒・骨折のリスク 円背 細かな動きをしにくい　など

〔奥野茂代，大西和子編：老年看護学　第5版，沼本教子執筆，身体的・心理的側面，ヌーヴェルヒロカワ，p.30，2014. を基に筆者作成〕

自分から不調を訴えることが難しいため、日々の状態と比較しながらどのような苦痛や生活への障害があるのかをアセスメントすることが大切です。薬剤の影響で易怒性が高まっていたり、低活動になっていたりする場合には、医師らと相談して薬剤調整をすることをお勧めします。

　入浴介助は労力を要するケアの1つです。たくさんの対象者の介助を決められた時間内に行わなければならないという状況もあると思います。そのような状況では、知らず知らずのうちに効率的に業務をこなすことに一生懸命になってしま

いがちです。

　しかし、自分が入浴介助を受ける側の場合を想像してみてください。できれば体をさらしたくないですし、自分の体は自分で洗いたいですよね。認知症の人も、言葉で表現できなくても同じ気持ちです。自分に起こっている状況がわからず、不安な状態であろう認知症の人には、落ち着ける環境の整備や安心できる介助者の対応など、十分な配慮がなされるべきだと考えます。

2 ● 排泄における行動・心理症状

　排泄ケアでは、5分おきにトイレへ行こうとするため制止すると怒ってしまう、オムツ内の便を服や壁に擦り付けてしまい注意してもやめてくれない、といったような認知症の人の行動・心理症状に悩むことは多いと思います。

　しかし、これらの場合も認知症の人の立場で考えてみるとどうなるでしょうか。尿意があれば漏らしては大変だとすぐにトイレへ行きたいですし、便を漏らしたら恥ずかしいので便を隠してしまおう、と思うかもしれません。つまり、入浴拒否と同様に、「排泄の問題」にも理由があり、その理由を丁寧にアセスメントすることが求められると言えます。

　以下、排泄ケアにおいてみられがちな行動・心理症状の原因、排泄ケアを紹介します。

1 排泄の問題と原因

　認知症ケアを行っている中で、排泄問題に困難を感じる場合も多いかと思います。排泄ケアは援助を受ける人にとってもデリケートでストレスを感じやすく、介助者にとっても負担の大きいケアです。そして、排泄の問題は認知症の進行だけが原因ではなく疾患の要因が隠れている場合も多く、ときには医療的処置が必要なこともあるため、適切なアセスメントが求められます。例えば、次に挙げる2つのようなケースが考えられます（図2-4-2）。

（1）頻尿のケース

　何度も「トイレに行きたい」と尿意を訴えるAさん。介助者はそのたびにトイレ誘導を行っているため、Aさんが何度も尿意を訴えるのは認知機能の問題だと捉えていました。

　しかし、検尿を行ったところ、尿混濁がみられて膀胱炎の診断を受けました。Aさんは、水分不足で膀胱炎を発症し、「トイレに行きたい」と訴えていたのです。

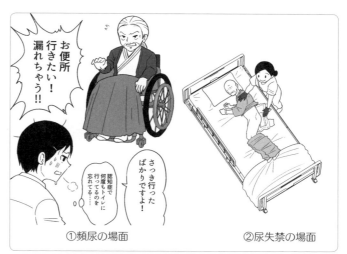

①頻尿の場面　　　　　②尿失禁の場面

図2-4-2　排泄における行動・心理症状の例

膀胱炎の治療を行うと、やがて頻尿は落ち着きました。

（2）尿失禁のケース

　尿意を訴えないためにオムツを使っているBさんの事例です。介助者は、認知症の進行によってオムツ内失禁は仕方がないこと、オムツ交換のたびに少量ずつ尿失禁があるため、問題ないと認識していました。

　しかし、残尿測定をしたところ、著明な残尿がありました。膀胱の収縮力が低下し、膀胱内に尿が充満している状態（溢流性尿失禁）で、膀胱にとどまりきれない尿が流出している、腎盂腎炎や腎不全の危険性がある状態でした。その後、定期的な間欠的導尿は必要となりましたが、Bさんの尿失禁は減り、腎不全などの危険性も回避できました。

＊

　このように、医療が必要なケースもあり、危険のサインを見逃してしまうと生命の安全を脅かすことになります。ケアを行う側の対応の仕方によって行動・心理症状が悪化、排泄の問題へとつながってしまうこともありますので、安易に認知機能や行動・心理症状の問題で片づけず、包括的にアセスメントすることが重要です。また、薬剤の中には排尿障害（尿を出すことが難しくなる排尿症状と尿を溜めることができない蓄尿症状）を引き起こすものもありますので、処方されている薬剤の確認も必要です。

　排泄の問題でよくみられる「頻尿、尿失禁・便失禁、放尿・放便」について、その主な原因を中核症状、行動・心理症状、身体要因、薬剤、個人要因、環境要因の視点で表2-4-5にまとめます。

表2-4-5　排泄の問題と原因

排泄の問題	中核症状 行動・心理症状	身体要因（疾患・加齢）	薬剤	個人要因（生活・生活史）	環境要因（人・住居等）
頻尿	□トイレに行ったことを忘れてしまう →ケア① □尿意・便意があるのに、うまく伝えられない →ケア② □トイレの場所がわからない →ケア③ □トイレの仕方がわからない →ケア④	□膀胱容量減少・膀胱炎→頻尿・尿意切迫感・切迫性尿失禁 □膀胱収縮力低下→1回排尿量の減少による頻尿、残尿、溢流性尿失禁（表2-4-8） □前立腺肥大→頻尿・尿排出困難・残尿・溢流性尿失禁 □抗利尿ホルモンの減少→夜間頻尿・夜間多尿による尿失禁 →ケア⑥	□便秘に対する薬剤により下痢→失禁 □興奮を抑える薬により、低活動となり排泄行動に問題 □認知症治療薬の影響で過活動となり排泄行動に問題 →ケア⑦	□排泄を漏らしてしまう不安 →ケア⑧ □過去に失禁により怒られた経験から回避しようと頻尿→ケア⑧	＜ケアする側の対応＞ □「さっきトイレへ行ったばかりだ」（本人の記憶はないので混乱）→ケア① □周囲に聞こえる大きな声で「またトイレですか？」（羞恥心・自尊心への影響）→ケア⑨ □「あーあ、また漏らしちゃったんですね」（自尊心が傷つき、行動・心理症状悪化）→ケア⑨ □トイレ誘導の際、本人の了承を得る前に手を引っ張っていた（さらに警戒、行動・心理症状悪化）→ケア⑩
尿失禁 便失禁		□エストロゲン減少、出産→腹圧性尿失禁 □麻痺・筋力低下 →機能性尿失禁 □内肛門括約筋の収縮力が低下→便失禁 □下痢 →ケア⑥		□排泄介助ですべてやってあげる（できれば自分の排泄は自分でしたい）→ケア④ ＜住居の環境＞ □トイレがわかりにくい→ケア③	□トイレの環境が嫌（騒音やプライバシー等）→ケア⑪ □便失禁を怒った（嫌な記憶は残るため、何とか便を始末しようと弄便）→ケア⑧
放尿 放便	□同じ場所に排尿・便（常同行動）→ケア⑤	□頻尿・尿意切迫感による放尿 □麻痺・筋力低下による失禁 □内肛門括約筋の収縮力低下による便失禁 □下痢による失禁 →ケア⑥		□尿・便失禁は気持ち悪い→ケア② □便失禁が気持ち悪く、便をかき出してしまう（弄便）→ケア② □便失禁を介助者に怒られないため、便を除去（弄便）→ケア⑧	

2 排泄ケア

　排泄ケアのコツを表2-4-6にまとめます。1回排尿量・残尿量の測定例（表2-4-7）や、腹圧のかかりやすい姿勢（図2-4-3）、排泄動作（図2-4-4）もそれぞれ図表に示します。排泄についても、記憶障害から排泄したこと自体を忘れてしまうこともあります。しかし、前述の事例のように、見逃してはいけない疾患が隠れていることもありますので、まずはそれを確認することが先決です。

　また、尿意・便意や不快感などを伝えることができない場合は、周囲の人が察知してトイレ誘導することで尿便失禁や弄便（ろうべん）を回避できる場合もあります。トイレ誘導の方法もいくつかありますので、対象者に合った方法を選定していきましょう。

　排尿パターンを基に排尿誘導法を検討した事例を紹介します。

表2-4-6 排泄ケア（表2-4-5におけるケア①～⑪）

①排泄したことを忘れてしまう	●直前で排泄していたとしても、尿意・便意を感じている可能性があるため、身体要因の可能性を考える。残尿がある場合、尿路感染症や腎不全のリスクもあるため要注意。排便の場合も便が硬く宿便がある可能性があるため腹部状態をみる。 ●適切に尿・便が出ているのであれば、安心できる声かけや排泄から意識がそれる工夫をする。 　例）本人の趣味（手芸、将棋など）をしてもらうことで、排泄から気がそれる ●"トイレへ行った・行っていない"を追及せず、トイレ誘導する。十分量の排泄物が出ている場合には、「たくさん出てよかったです、スッキリしましたね」と安心感をもってもらう声かけをする。
②尿意・便意、不快感を他者へ伝えられない	●尿意・便意がありそうな様子（そわそわ落ち着きがない、お腹や陰部を触るなど）の姿がみられたら早めにトイレ誘導をする。 　排尿パターン、排便反射を配慮。
③トイレの場所がわからない	●トイレの場所をわかりやすくする工夫を行う。 　例）トイレのドアを目立つようにマーキング、「矢印☞」の標識で誘導 ●トイレまでの動線を短くする。 ●夜間はトイレ内の照明をつけておく。 　人は明るいところへ誘導される。
④排泄動作の問題	●排泄行動のどこの過程で問題を抱えているかアセスメントし、ピンポイントで対処する。 　例）手の巧緻性の問題で衣類の着脱がしにくく失禁→着脱しやすい衣服の検討 　　　トイレの場所にたどり着けない（トイレ移動の問題）→適切な装具、トイレまでの動線 　　　不全麻痺により便座に安定して座れない（排泄時の問題）→手すり、足が床につく便座の高さ（図2-4-3） ●すべてを支援するのでなく、残存機能を活かした支援をする（排泄援助される本人のストレスも減らすため）。
⑤トイレではない同じ場所に排泄してしまう	●本人がその場所を排泄場所と決めている可能性があるので、植木・好きな歌手の写真・お地蔵さんなどの本人が排泄物をかけにくい物を置いてみる。 ●その場所の前にトイレ☞という標識を出し、自然にトイレまで誘導されるようにする。
⑥身体的な要因	●高齢者の排尿問題で多くみられる、過活動膀胱、前立腺肥大症などへの援助方法は表2-4-8参照。 ●便秘・下痢症状があれば、食生活・生活習慣の見直し、必要あれば薬剤検討。
⑦薬剤の影響	●医師、看護師、薬剤師などとともに症状と薬剤の評価を行い、薬剤調整を行う。
⑧不安が原因で頻尿、弄便	●失禁への不安に対応する。 　軽失禁パッドやオムツ類などを上手に利用、着脱しやすい衣服、トイレまでの動線を短くしておく、など。 ●嫌な記憶は残り続け、行動・心理症状を悪化させるため、本人が"よかった、ありがとう"と思えるような声かけ・対応を意識する。
⑨介助者の誤った対応により排泄問題を助長する	●失禁してもスマートな対応を心がける。介助者の対応方法によっては、対象者の行動・心理症状の悪化により支援が困難になってしまう。 ●本人の自尊心が傷つかないよう、失禁を追及せず、さらっと対応する。 　失禁した場合でも、 　○「素敵な洋服があるので着替えませんか？　水で服が濡れてしまったので、着替えてさっぱりしませんか？」 　×「あー、また漏らしちゃったんですね。早く着替えますよ」
⑩排泄ケアに協力してもらえない	●相手にわかってもらえる努力をする（表2-4-3） 　何事もインフォームド・コンセントが大切。同意を得なければ、相手も協力してくれない。
⑪トイレ環境に問題がある	●安心して排泄できる環境となっているか、トイレ環境を見直す。 　清潔でプライバシーを保つことができているか。安心して排泄できる便器か（図2-4-3）

【事例】

　80代女性のCさんは、認知症の進行により意思疎通が難しく、介助者がトイレ誘導とパッド交換をしていました。連日、そわそわと落ち着かずに爪で皮膚を掻いてしまう行為がみられ、尿失禁の違和感もその理由ではないかと考えました。そこで、Cさんの排尿パターンに合ったトイレ誘導を行い尿失禁を減らすことで、尿失禁による不快感を軽減し自傷行為（行動・心理症状）を軽減できないかと考え、1ヵ月の排尿状況を調べました。

表2-4-7 　１回排尿量・残尿量の測定例

（1）１回排尿量の測定法

①トイレでの排泄の場合
● 採尿器を設置し、１回排尿量を測定
②オムツでの排泄の場合
● 尿失禁量から１回排尿量を測定
● 尿意の訴えが困難な人に対しては、センサー付きオムツパッドを使用

（2）残尿量の測定法

● 携帯型超音波膀胱容量測定器の使用

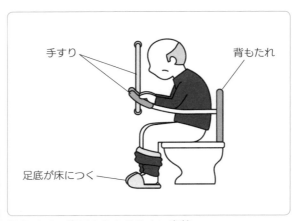

図2-4-3 　腹圧のかかりやすい姿勢

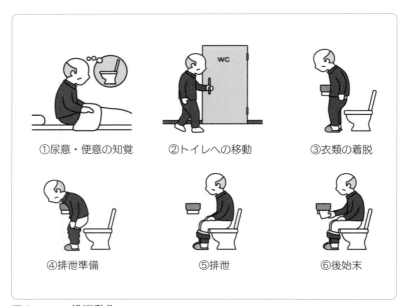

①尿意・便意の知覚 　　②トイレへの移動 　　③衣類の着脱

④排泄準備 　　⑤排泄 　　⑥後始末

図2-4-4 　排泄動作

それによって、尿失禁を起こしやすい時間帯が8〜9時、12〜13時、18〜20時であることがわかりました。同時間帯は、排尿回数も比例して増えていました。この排尿状況から、尿失禁を起こしやすい時間帯より前にトイレ誘導することで、尿失禁の回数が減らせるのではないかと考え、7〜8時、11時、14時、17時の時間帯にトイレ誘導を実施しました。

　結果、排尿パターンは食生活やその日の過ごし方に影響されるため、すべてトイレ排泄とはなりませんでしたが、トイレ排泄の回数が増え、自傷行為も和らぎました。

＊

　上記の事例における排尿誘導法は、「時間誘導」に当てはまります。これは、一定の時間ごとにトイレ誘導し、尿失禁を予防する方法です。尿意を訴えることが

表2-4-8　身体要因が影響する主な排尿の問題

尿失禁の種類	
腹圧性尿失禁 腹圧により膀胱内圧が上昇したとき（せき、くしゃみ、重い物を持つときなど）、膀胱収縮を伴わず尿が漏れる。 ＜援助方法＞ ●骨盤底筋体操をわかりやすく説明 ●手術療法	**切迫性尿失禁** 強い尿意を伴う不随意な膀胱収縮が起こり、尿が漏れる。尿路感染症による尿意切迫感とは区別が必要。 ＜援助方法＞ ●すぐにトイレへ行けるような環境調整 ●着脱しやすい衣服 ●膀胱訓練（尿路感染症の人には禁忌） ●薬物療法：抗コリン薬やα_1遮断薬
溢流性尿失禁 排尿障害が原因で、膀胱が残尿で充満した状態となり、尿が溢れて少しずつ漏れる状態。 ＜援助方法＞ ●排尿障害に対し、薬物療法や導尿・排尿日誌をつけ、治療の評価 ●膀胱内に尿が充満し、腎盂腎炎などの尿路感染症に注意が必要	**機能性尿失禁** 排尿機能に問題はないが、認知機能や運動障害のため、一連の排尿行動に問題が生じ、適切に排尿できないもの。 ＜援助方法＞ ●排尿行動のどの過程に障害があるのかをアセスメント ●トイレの場所がわからない→目印でわかりやすく ●歩行に支障がある→適切な福祉用具を使用 ●ズボンを下げにくい→着脱しやすい衣服

過活動膀胱	前立腺肥大症
膀胱に尿が溜まっていく際、膀胱が勝手に収縮。尿意切迫感が必須症状で、頻尿を伴うことが多い。加齢、脳血管障害、パーキンソン病などの神経難病、脊髄損傷などが原因。 ＜援助方法＞ ●骨盤底筋体操：肛門・膣口周囲を絞めて5秒程度維持＋リラックスを繰り返す ●生活指導：水分摂取の工夫 　（例）コーヒー・緑茶よりも水・ほうじ茶など ●膀胱訓練：尿意を感じてもすぐに排尿せず、まずは15分程度我慢→我慢の時間を延ばしていく 　※膀胱炎、残尿が多い場合は禁忌 ●薬物療法による治療	前立腺（移行領域）が過形成を起こして尿道を圧迫したものが前立腺肥大症。過形成は40歳代から始まるが、症状を呈するのは60歳代以降が多い。 ＜援助方法＞ ●生活指導：水分を摂り過ぎない、コーヒーやアルコールを飲み過ぎない。便通の調節・適度な運動、長時間の座位や下半身の冷えを避けるなど ●外科治療、薬物療法による治療

難しい人に有効です。このほか、「排尿自覚刺激行動療法」は尿意をある程度認識でき、排尿の促しに反応できる対象者に有効です。尿意の確認やトイレ誘導で成功体験を重ね、失禁の改善を目的としています。「排尿習慣化訓練」は、適切と判断した時間にトイレ誘導し、排尿を習慣化して尿失禁を予防する方法になります。

　排便の誘導については、排便反射（起立反射、胃結腸反射、直腸肛門反射）のタイミングに合わせて誘導すると、排便のタイミングをつかみやすいと思います。

　前述したように、高齢者は加齢によりさまざまな身体・生理的変化があるため、排泄動作（図2-4-4）に問題がある場合には、排泄動作のどの部分に問題を抱えているのかを確認し、その部分を補う支援を考えましょう。そのほか、高齢者に多くみられる尿失禁にも種類があり、その原因によりケアは異なりますので、なぜ尿失禁が起こっているのかをアセスメントすることが重要です。高齢者の排尿の問題で多くみられる尿失禁、過活動膀胱、前立腺肥大症のケアや援助方法については表2-4-8の通りです。

　私たちは幼少期からトイレットトレーニングを受け、自力排泄が当たり前のことだと考えています。排泄を失敗するということは、本人にとって非常につらい経験であり、認知症の人はそのつらさにうまく対処できないため、ときとして行動・心理症状として現れることもあります。介助者はそのことを十分理解し、自尊心に配慮した行動が求められると考えます。

＊ 引用文献

1）山口晴保，田中志子：楽になる認知症ケアのコツ，技術評論社，p.30-35，2015.
2）奥野茂代，大西和子編：老年看護学第5版，沼本教子執筆，身体的・心理的側面，ヌーヴェルヒロカワ，p.30，2014.

＊ 参考文献

・日本泌尿器科学会編：前立腺肥大症診療ガイドライン，リッチヒルメディカル，2011.

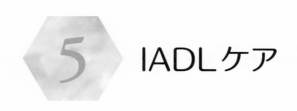

5 IADLケア

山口　智晴

1 ● IADLと認知機能の基本

1 IADLとADL

　手段的日常生活動作（Instrumental Activities of Daily Living；IADL）はその名称の通り、買い物や洗濯・掃除、電話や交通手段の利用など、地域社会で生活する上で必要な手段としての動作を指します。食事や排泄、入浴、更衣など誰もが共通して毎日繰り返す「日常生活動作（Activities of Daily Living；ADL）」に比べると、IADLはより応用的で個別的、かつ複雑な生活行為です。そして、高度な認知機能を要する動作が多いので、認知症になると金銭や服薬管理、買い物や調理などのさまざまなIADLに支障をきたすようになります。

　残念ながら現場では「認知症だから難しい」といった言葉を未だに耳にしますが、認知機能が低下していても、それ以外の要素を工夫すれば、結果的にIADLやADLを継続できることもあります[1]。

　本稿では、多職種連携の一助となるように、生活行為を分析的に捉える作業療法士の視点から、IADLと認知機能について解説したいと思います。

2 認知機能が人の行為に影響するすべてではない

　人が何らかの作業を遂行する場合には、常に認知機能の影響を受けています。これは、IADLだけでなく、すべての生活行為において当てはまることです。しかし、人の作業遂行に影響するのは、認知機能だけではありません。ある人がどのような環境で（どこで誰と）、どのような作業（目的やその重要性、実施方法）を行うかということも大きく影響します。

　これは、ロウ（Law）ら[2]が1990年代に提言している作業遂行における相互作用のモデルを参考にするとわかりやすいです（図2-5-1）。例えば、体調が悪いときに、その作業をするには適さない劣悪な環境で、今までやったことも興味もな

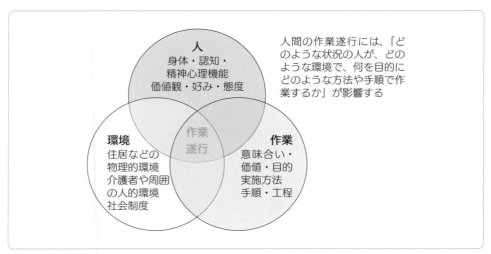

図2-5-1　人－環境－作業モデル
〔Law M, Cooper B, Strong S, et al.：The Person-Environment-Occupation Model: A Transactive Approach to Occupational Performance, Canadian Journal of Occupational Therapy, 63(1), p.9-23, 1996. を参考に筆者作成〕

い作業をしても、うまく遂行できません。人間の作業遂行は人や環境、作業（目的や方法など）を無視して考えることはできません。

　どうしても、認知症の人は「できないこと」に注目されがちですが、どのような環境で、どのような想いでその作業を実施するのかを丁寧に捉えていくことが生活場面での支援には重要です。

3 IADLと認知機能の関連性

　IADLは、注意や記憶だけでなく、遂行機能などの高度な認知機能を要する活動です。そのため、人間の発達学的側面から見ても、IADLはADLよりも後から習得される技能になります。多くの子供は5歳には一人で着替えもできるようになりますが、買い物や金銭管理、調理は難しいです。つまり、IADLの自立度はADLと比べて、記憶や注意、遂行機能などの認知機能の影響を強く受けます（図2-5-2）。

　そのため、認知症の進行とともに、IADLから難しくなり、徐々にセルフケアなどのADLにも介助が必要になるのが一般的です。金銭管理やゴミ出しが難しくなるなどのIADLのつまずきがきっかけで、認知症に気づかれることが多いのもこのためです。まさに、認知症の進行は子供の発育過程に逆行するものと捉えることができます。

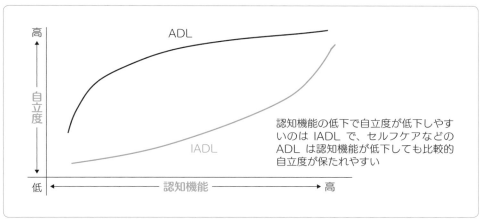

図2-5-2　認知機能とADL・IADL自立度の関係性

4 IADLに対するアプローチの重要性

　2019（令和元）年6月に創設された「認知症施策推進大綱」の基本的考え方には「認知症になっても希望を持って日常生活を過ごせる社会を目指す」ことが明記されています。そもそも認知症とは、単に「認知機能が低下した状態」ではなく、「認知機能の低下により社会生活の自立が阻害された状態」を指します。軽度に認知機能が低下しても、すぐに地域生活に困らない社会が求められています。それには、本人の認知機能の問題だけでなく周囲の人的環境や物理的環境、制度などの社会的環境も含めて考えていく必要があります。

　しかし、現在のわが国では高齢化や核家族化が進み、独居の高齢者も増えています。昔ながらの近所付き合いや地域活動は減少傾向にあり、見守りや助け合いのネットワークが乏しくなり、疎遠社会となっています。IADLの自立は社会生活を営む上で欠かせないポイントだからこそ、認知症の人のIADLのつまずきに早く気づき、IADLへの効果的な支援が行われることが重要となります。

5 IADLを評価する難しさ

　IADLは性別や生活歴、役割などの要素を含み、人によって実施の頻度や方法、経験が異なるという特徴があります。そのため、IADLを評価するには多面的な視点が必要になり、実施の難しさがあります（表2-5-1）。

　例えば独居の場合、自治会の回覧版や集金、清掃当番の対応、指定通りのゴミ捨てなど、かなり細かい日常生活の対応が求められます。そのため、少しでも認知機能が低下すると地域生活の継続が危ぶまれます。一方で、同居人によるサ

表2-5-1　IADL評価における複雑さとその背景

世帯構成
同居家族の有無などにより、家庭内での役割が異なる
住環境
戸建てか集合住宅か、近隣の物理的・人的環境など
生活習慣
新聞や牛乳などの宅配、買い物や洗濯の方法など
「自立」水準の違い
何をもって自立とするかは個別性が高い
社会における役割の違い
社会との交流や役割が多いほど困難になる
正常な加齢変化との違い
ライフステージによる役割の違い

ポートがあれば、今まで通りに地域生活が継続可能です。また、たとえ独居でも、近隣に協力的な住民が多ければトラブルは少ないかもしれませんが、もともと近隣住民との関係性が悪ければ、周囲の協力は得られにくいでしょう。つまり、物理的な環境だけでなく人的な環境も「地域生活の継続」に影響するのです。

　さらに、これまでの生活習慣や「自立」の水準、社会における役割などはかなり個別性が高いものです。例えば、毎日配達される新聞や牛乳の受け取りがその人にとって重要な日課や役割であれば、その生活習慣の継続は本人にとって非常に重要な意味を持ちますし、そうでなければ受け取るという行為は自立度が低くても問題になりません。

　また、加齢とともに社会での役割は減る傾向にあり、どのライフステージかによって、求められるIADLのレベルも異なります。つまり、IADLを評価するには、病前のその人の生活水準や求められている役割、本人の価値観についても把握することが重要なのです。

⑥ 思い通りにIADLの遂行ができなくなる意味

　IADLはその人の役割に直結する行為が多く含まれます。今まで、料理をつくることが役割で生きがいだった人にとって、料理ができなくなることは、その人の尊厳にかかわります。料理が嫌いな人にとっては、ヘルパーや家族による支援は「家事から解放されて楽になる」ことかもしれませんが、料理が役割や楽しみの人にとっては、気持ちの落ち込みにつながります。

場合によっては、「嫁が自分の役割を取り上げて家から追い出そうとしている」などの被害的な思考に結びつく可能性もあります。だからこそ、IADLのケアに向けた評価では、自立できるか否かだけでなく、その行為がその人にとってどのような意味合いを持っているのか、しっかり把握することが重要なのです。

2 ● IADLにおける支援の実際

　IADLごとに、実際の認知症の人の支援場面でよくみられる「よくある場面」と、なぜそのような場面が生じているのかを評価するための「評価のポイント」、そして評価を元に実際に支援するための「支援のポイント」について、以下にまとめます。

① 金銭管理

(1) よくある場面

- 通帳がない、お財布がない、家の権利書がないなど不安になって探し回る。
- お金などを紛失しても、本人は気にしていない（度重なる通帳やキャッシュカードの再発行、支払いミスなどでむしろ周囲の人が困惑）。
- 金銭的ゆとりはないのに、お礼と称して周囲にお金を渡してしまう。
- 買い物や外食時、友人に立て替えてもらい、忘れてトラブルになる。

(2) 評価のポイント

　記憶や注意、遂行機能などの認知機能評価が求められます。金銭管理では、本人の認識と意向が重要ですので、本人が現状をどう認識しているか把握しましょう。

　お金に対する価値観や考え方は、行動に直結します。今までの金銭に関するエピソードも把握します。金銭トラブルの可能性がある場合は、周囲の友人との交友関係なども含めて把握します。

　本人の財産が本人のために利用されているかも重要です。本人の財産が介護家族や親族からの無心により本人のために使えていないなど、金銭的な虐待を受けている可能性にも注意を払いましょう。

(3) 支援のポイント

　注意や記憶が低下すると、物の置き忘れや紛失が増えるため、財布や通帳などは決めた場所に置くなどの工夫が必要になります。後述する紛失防止タグなどの代償手段の活用も検討します。

金銭管理は本人が納得しない状況で周囲が過剰に干渉すると、物盗られ妄想の訴えに発展することもよくあります。当然ですが財産は本人のものですし、本人の意向が基本です。専門職は、厚生労働省から2018（平成30）年に出された「認知症の人の日常生活・社会生活における意思決定支援ガイドライン」[3] も参照する必要があるでしょう。

　基本的に、医療福祉専門職が直接的に金銭管理の支援を行うことはありません。しかし、支援体制の確立は在宅生活の継続に必須です。日常生活自立支援事業や成年後見制度などの社会資源も有用ですので、現状リスクと利用メリットを本人にわかりやすく伝えることが我々に求められます。

　社会資源の利用に対して、拒否的な反応を示す人の中には、記憶や注意、聴覚性言語理解などの低下により、制度をよく理解できていないことが背景にある人も多いです。その場合、私たちは弁護士などの専門職と本人との通訳者の役割も担います。例えば、1回の説明で1つの要素をできるだけ短文で伝え、かつ文章にも残すこと、本人の発言は焦らせないことなど、コミュニケーションのポイントを専門家に伝え、必要があれば本人にわかる表現で伝え直します。ここでつまずいてしまうと、信頼関係も築けません。よく「金銭管理に拒否的」など、本人が悪いような表現も聞きますが、誰もが自分の財産は自分で管理したいものです。だからこそ本人が納得できる説明の方法が求められます。

　高価な布団やリフォーム会社の名刺が玄関先に放置されているなど、詐欺被害の予兆に遭遇することも多くあります。本人は覚えておらず、繰り返しだまされることもあります。必要があれば、それらの情報を家族や専門家に伝えるなど、早急に対応します。

　玄関に録画機能付きインターホンを取り付け、玄関内に「録画中、成年後見制

Column　金銭管理の事例

　「通帳がない！」と長男や長女に頻回に電話していた80歳代のアルツハイマー型認知症の女性。通帳を繰り返し紛失するので、本人が一番信頼している次女に通帳を預けることになったのですが、本人がそのこと自体を忘れてしまう可能性がありました。

　そこで、次女に通帳を預けた旨の自筆メモとともに、本人が次女に笑顔で通帳を預けるシーンの写真を、今まで通帳を保管していたお菓子の缶に入れておきました。その後は、電話で長男や長女に通帳がないと何度か電話をしたこともありましたが、「お菓子の缶を確認して」と伝えると、自分で確認・納得・安心するということを何度か繰り返し、しばらくすると頻回の電話はなくなりました。

度利用中、セールスお断り」の張り紙を貼ることで、不審な訪問販売が寄りつかなくなったケースも経験しました。便利な機器の活用や簡単な工夫でも、効果的な対応が可能です。

② 電話

(1) よくある場面

- 電話を切った後に用件が思い出せない。後日そのメモを見るも電話をしたこと自体が思い出せず、かえって混乱する。
- 電話で受けた用件を家族に伝え忘れ、家族と喧嘩になってしまう。
  例：親族から「久しぶりに顔を出す」との電話連絡を受けた妻が、そのことを夫に伝え忘れて外出してしまい、後日その事実を知った夫と喧嘩になってしまった。
- 友人や親戚の電話番号がわからずに電話をかけられない。
- 本人は親切丁寧にセールスや詐欺の電話に対応してしまう。
- 「通帳が見つからない」などで、ひっきりなしに別居している家族に電話をかける。

(2) 評価のポイント

注意や記憶などの認知機能だけでなく、聴力や聴覚性言語理解など、電話の対応やメモなどがうまくできない原因を丁寧に探ります。

また、電話を利用する際のどの工程でミスが生じているのかについて、工程を細かく分析します。例えば、番号を調べる、番号を押す、用件を伝える・聞く、受話器をちゃんと置くなど、苦手になっている工程の把握が、具体的な対策につながります。

今まで利用していた馴染みの電話機のタイプや機器の操作方法、今までの電話応対のスタイルなども把握します。例えば、昔から込み入った内容はすぐ夫に代わるのか自分で対応をしていたのかなど、その人の習慣は認知症になったからといって、すぐに変わるものではありません。それらを配慮した支援方法の検討が必要です。

(3) 支援のポイント

別途契約が必要ですが、ディスプレーに名前が大きく表示されるタイプの電話機は便利です。安心して電話に出ることができ、履歴表示機能があれば会話の相手がわからなくなることも防げます。軽度認知障害（Mild Cognitive Impairment；

MCI）や軽度認知症の人には有効な機能です。

　詐欺被害が心配な場合や会話内容を忘れてしまう場合は、録音機能や迷惑電話防止機能がついている電話機が便利です。ただし、高機能でボタンが複数あると混乱しやすいため、高齢者の利用を前提としたシンプルな機器がお勧めです。中等度以降の認知症の人は、機器を変えると操作時に混乱しやすいので、後付けの録音装置という選択肢もあります。健常高齢者やMCIの人は振り込め詐欺などの被害に遭いやすいですが、認知症が進行した人は電話があったことや入金指示などを忘れてしまうので、電話による詐欺被害は少ない印象です。

　聴力が低下している場合には、大きな音量で相手の声が聞き取りやすくなる機能がついている電話機もありますので、試してみる価値があります。

　家族への頻回な電話の背景には、不安があることが多いです。5分おきに電話があれば家族も穏やかな気持ちでいられなくなりますが、「明日の予定がわからない」「通帳が見当たらない、どうしよう」など本人も不穏な状態です。例えば電話機の前に「デイサービスは電話しなくても迎えに来ます。ご安心ください」「通帳は○○（息子の名前）が持っている」などメモを貼ることで、頻回な電話が改善する場合もあります。不安の原因を取り除くようなアプローチが必要です。

　電話があることで、本人や周囲が混乱している場合には、転送サービスの活用を検討してみるとよいでしょう。家族の携帯電話に連絡するように周囲に伝えるのも1つの方法です。しかし、鳴ったら出るのが電話です。子供から大人まで、電話が鳴ったら「出るな」と教育された人はいないと思います。鳴ったら出るのが性ですので、そこを咎めるような声かけだけは避けたいものです。

③ 調理

（1）よくある場面

● 味つけが今までと異なり、極端な濃さや薄さになる。

● 手の込んだ料理の頻度が減り、同じメニューが続く。

● つくり慣れないメニューほど、調理の途中に「これどうするんだっけ？」などの質問が増え、手順がわからなくなる。

（2）評価のポイント

　他のIADLと同様に、できることと苦手なことを明確に分析します。特に、調理はその工程が複雑なので、どこでつまずくのか丁寧に分析することが重要です（表2-5-2）。どのタイミングでミスが生じるのかを明らかにし、苦手なこととその背景がわかれば、その後の具体的支援につながります。調理が本人にとっての

表2-5-2　一般的な調理動作の工程

献立を考える
冷蔵庫内の食材や最近のメニュー、栄養を考慮して献立を検討
準備
食材の洗浄、コメを研いで炊飯器にセット、冷凍品の解凍など
下ごしらえ
食材を適切な大きさに切る、皮をむく、下味をつけるなど
加熱調理
適切な調理器具を選択し、適切な火力で調理するなど
調味
好みや健康に配慮した味つけ、調味料の適切な追加順序など
盛り付け、仕上げ、配膳
見栄えや好みの薬味、適切な食器や食具の選択、配膳など
後片付け
食具に応じた洗浄、洗剤やスポンジなどの選択、衛生への配慮

役割や習慣に直結している場合は、丁寧に情報収集します。

（3）支援のポイント

　記憶や注意の機能が低下している場合は、冷蔵庫に貼ったカレンダーやホワイトボードに献立を記録することで、メニューの重複を防ぎます[4]。調理時に、手順などで混乱してしまう場合は、献立をメモしてからつくり始めるのも1つの方法です。または、スマートフォンなどでクッキングアプリやインターネットの調理サイトを参照する方法（動画を見る方法の支援も含む）もあります。

　調理台には調味料などを置かないようにすると注意がそれにくいです。火の取り扱いに自信がない場合は、センサー付きガスコンロやIHクッキングヒーター、煙感知器などの導入が便利ですが、これは初期のうちに対応することが大切です。塩や砂糖など間違えやすい調味料には、誤りを防ぐように印をするのもよいでしょう。

　遂行機能が低下すると、順序立てた調理が難しくなり、調味料の微調整も難しくなります。食材を並べてから調理を始めたり、手順は家族が声かけをしたりするのが有効です。本来は、本人が困っている絶妙なタイミングで合の手を出すことが一番ですが、家族への負担が大きい場合は、ヘルパーなどの専門家にお願いし、本人がつくってくれた料理に感謝しながら食べてもらうのもよいです。

　調理経験の長い人が認知症になっても、皮をむいたり包丁で野菜を切ったりな

どの、単一工程は問題なくできることが多いです。ただし、物の位置や距離感がわかりにくい場合（視空間認知障害）や道具の扱い方で混乱する場合（失行症）は、炒めることや包丁で切ることが難しくなります。頭頂連合野の機能が低下するとこのような症状がみられます。本人ができないことに直面し、かえって落ち込むことは防ぎたいところです。そのためにも、認知機能の低下も丁寧にアセスメントする必要があります。

　最近は、下味冷凍などの便利な調理方法の情報が手軽に入手できます。下味冷凍は事前に下味をつけた肉や魚をフリーザーパックに入れて冷凍保存し、必要時にそのまま加熱する調理法です。手軽においしい料理ができ、インターネットや書籍でたくさんのレシピが紹介されています。本人と一緒に下味冷凍の準備をし、加熱調理してもらうだけであれば、介護家族の負担も少なく、メニューの重複も防げます。

　また、コンビニエンスストアでも便利なパックの惣菜や冷凍食品が種類豊富に

 Column　調理の支援の一工夫

　アセスメントさえ適切にできていれば、具体的な支援策を講じることができます。例えば、カレーをつくるためにジャガイモとニンジンを切る途中で注意がそれ、冷蔵庫を開けてふと「何をつくるんだっけ？」となり、結果的に肉じゃがをつくったとします。この場合は、背景に注意と記憶の機能低下があるので、最後までカレーをつくる目的を忘却しないように、調理台にメモを貼る、最初にカレールウも含めて材料を調理台に揃えるなどの対応で作業の成功率が高まります。

　また、野菜を洗って皮をむき、調理目的に応じた野菜の切り方ができているのであれば、それはその人の残存機能です。できないことだけでなく、できることにも目を向けると、「支援のポイント」に活きてきます。

 Column　調理を断念するケース

　独居で火の不始末があり、本人にその自覚がない場合は、調理を断念せざるを得ないときもあります。家族がガスの元栓を閉めたり、ガス台を撤去したりといった対応もみられますが、できる限りそのような対応は防ぎたいものです。そのためにも、早めにIHクッキングヒーターなどの利用に慣れるのも、大切な視点です。そして、単に医学的な治療方針を示すために早期診断がなされるのではなく、このような先を見据えた自己決定と生活支援に活かされる診断になることを切に願っています。

売っていますし、配食サービスも充実しています。料理が億劫になった人にはお勧めです。一方で、調理という活動がその人にとって重要な位置づけになっている場合、調理が継続できるような支援が望まれます。ここでも、本人の意思の尊重が基本です。

４ 洗濯・掃除、整理整頓・探し物

（1）よくある場面

- 洗濯機に洗剤を投入せずに洗濯してしまう。
- 洗濯物を効率的に干したり、たたんだりすることが苦手になる。
- 何度も同じ場所に掃除機をかけてしまう。
- 色々な物が元の場所に片づけられなくなる、常に探し物をしている。

（2）評価のポイント

洗濯や掃除を自分の役割として実施したいと思っているのか、混乱して負担に感じているのかなど、本人の想いが最も重要な点であるため、本人にしっかりと聞き取ります。

頭頂連合野を中心とする視空間認知や構成能力の低下がある（例えば、図形模写や描画、積み木課題などの検査が苦手になる）場合は、洗濯物をきれいに干したり、たたんだりすること自体が難しい課題になるため、それらの認知機能の評価も重要になります。

（3）支援のポイント

記憶だけでなく注意機能の低下も加わると、探し物が増えます。そのため、探し物が多い場合は、まずは目に付く場所に物を極力置かないように片づけることを心がけます。また、今までの習慣を踏まえて、どこに何を整理するべきか本人と検討します。

探し物には紛失防止タグが便利です（図2-5-3）。紛失防止用タグは、失くしやすいカギや財布にタグを装着しておくことで、見つけたいときにリモコンを押せばタグから音が鳴るという便利グッズです。MCIや軽度認知症の人に導入しやすく、スマートフォンと連動させ、タグの鳴動や場所の把握が可能な商品もあります。

洗濯機への洗剤の入れ忘れがある場合、スタートボタンに「洗剤」と書いたビニールテープを貼ることでミスが防げる場合があります。逆に、電子機器の操作ボタンで混乱し、タイマーなど余計なボタンを押してしまう場合、「電源とスタート」以外のボタンは覆ってしまうなどの方法も有効です。本人が従来の方法や役

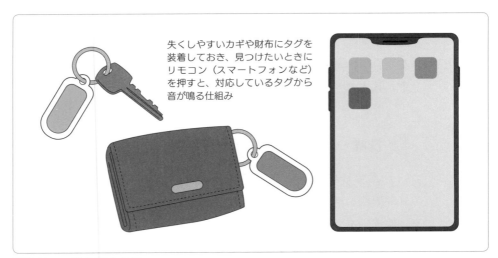

失くしやすいカギや財布にタグを装着しておき、見つけたいときにリモコン（スマートフォンなど）を押すと、対応しているタグから音が鳴る仕組み

図2-5-3　紛失防止タグ

割にこだわりがない場合は、ロボット掃除機なども便利です。

　介護家族やヘルパーなどによる支援の際は、本人ができる動作は可能な限り一緒に行ってもらう、苦手な部分は手伝ってもらうなど、本人との役割分担について、初めに話し合いましょう。

⑤　外出や予定の管理

（1）よくある場面

- 出かけた先で迷ってしまい、家にたどり着けない。
- 出かけたのはよいが、目的地と目的を忘れてしまい、異なる用件を済ませて帰宅する。
- 外出の予定について何度も周囲の人に確認をする。
- カレンダーに予定がたくさん書きこまれており、本人も混乱している。
- 外出先から本人が戻れずに、警察のお世話になることがある。

（2）評価のポイント

　予定がわからないことを本人自身がどのように捉えているのかを把握しましょう。基本的にはこれまでの説明と同様に、本人のできることと苦手になっていることを明らかにすることが支援のスタートです。

　見慣れた場所にあるランドマーク（目印となる建造物など）とその位置関係などを理解する地誌的見当識だけでなく、記憶や注意機能がどこまで保たれているか把握することで、その後の対応方法が検討できます。

（3）支援のポイント

　若年性認知症や軽度認知症でスマートフォンに馴染みのある人は、地図アプリなどを活用できる場合があります。地図アプリが利用できなくても、本人がお気に入りの携帯電話を常に持ち歩いている場合などは、電気通信事業者が提供している子供見守りアプリなどを活用するのも1つの方法です。また、最近は子供向けの見守り小型GPSも気軽に購入できるようになっており、選択肢の幅が広がりつつあります。

　本人が外出先から戻れないリスクがある場合、GPS機能付きの靴やお守り、ヘルプカードを身につけてもらう、名前や住所を小さく衣類に縫い付けるなどの対応があります。市町村によってはGPS機器などの貸し出し補助が受けられますが、単に機器を借りるだけでなく、充電や電池残量の確認方法、GPS機能付きの靴を履いてもらえる工夫（他の靴は片づける、プレゼントとして渡す、玄関への張り紙など）まで含めた支援が必要です。

　自宅でじっとしていられないほどに落ち着きがない場合は、玄関にセンサーなどを設置することも対応の1つですが、過度な焦燥感に対しては服薬状況も含めてかかりつけ医との相談も必要です。静脈認証による身元特定サービスを展開している市町村があるものの、事前登録をしないと利用できないなどのハードルがあります。

　それでも行方不明になってしまったら、早めに専用メール配信や防災ラジオなどを活用した認知症高齢者等行方不明者手配（SOSネットワークなど）の利用が望まれます。徘徊してしまうと思いもよらぬ場所や遠方で発見されることが多く、家族だけで探すのは難しいです（筆者の担当ケースもこのサービスで無事発見に至ったことが数回あります）。できれば、近所の人にも事前に情報を伝えておく方が安

 Column　　紛失防止タグの効果

　一日中探し物をしている認知症の人に、紛失防止タグを利用してもらったところ「どこにあるか見つからなかったけど、音がするから家の中にあると思えば安心できた」そうです。その後は、頻繁な探し物や「なくなった」という訴えが減りました。つまり、見つけることより「なくす不安」の解消に役立つ場合もあるということです。

　常になくさないように気を張り詰めるのは、とてもストレスフルです。さらに、周囲からも「またなくしたの？」と責められたら、責任感が強い人ほどミスをしないようにと確認行為が強まります。「忘れたって大丈夫！　一緒に探すよ！」と周囲が言ってくれる環境であれば、安心して忘れてしまうこともできるかもしれませんね。

心です。

　予定の管理は、数千円で購入できる日付が大きく表示される電波時計と月間ホワイトボードが便利です。特に紙のカレンダーに予定を書き込み過ぎて混乱してしまう場合は、ルーティンの予定をマグネットにして月間ホワイトボードに貼るのも1つの方法です。几帳面な人ほど、日付や予定でミスをしないようにメモや確認が多くなります。

3 ● まとめ

　これまで、代表的なIADLの支援についてまとめましたが、共通ポイントは、①IADLは個別性が高いこと、②だからこそ本人にとっての意味（重要性や意向、役割など）を確認すること、③できるところと苦手なところを認知機能や工程などの視点から明確に分析すること、④実施方法を工夫したり、代償手段や環境調整などを積極的に活用したりすること、⑤それによって不便さを解消し、地域社会での生活が継続できるようにすることです。

　認知症になっても自分の意思が尊重され、住み慣れた地域社会での生活が継続されるような支援の参考になれば幸いです。

＊ 引用文献

1) 山口智晴，黒沢一美：認知症に対する訪問リハビリテーション医療，The Japanese Journal of Rehabilitation Medicine，55(8)，p.669-673，2018.
2) Law M, Cooper B, Strong S, et al.：The Person-Environment-Occupation Model：A Transactive Approach to Occupational Performance, Canadian Journal of Occupational Therapy, 63(1), p.9-23, 1996.
3) 厚生労働省：認知症の人の日常生活・社会生活における意思決定支援ガイドライン，厚生労働省ホームページ，2018.（https://www.mhlw.go.jp/stf/seisakunitsuite/bunya/0000212395.html）
4) 日本作業療法士協会：認知症のリハビリテーションに基づく、生活行為を続けるためのヒント集，日本作業療法士協会ホームページ，2017.（https://www.jaot.or.jp/files/page/wp-content/uploads/2017/06/h28roken-ninchi-tebiki.pdf）

6 家族ケア

伊東　美緒

　認知症になっても、家族や近所の人によるかかわり、介護保険サービスの利用などによって地域での生活を継続することができます。しかし、認知症の進行に伴い、徐々に常識的とは言えない行動（行動・心理症状）が増えていきます。その人にとっては意味のある行動なのですが、周りの人にはその意味を理解することができません。そして、その行動が他者への迷惑につながった場合には、本人に代わって家族にその責任が求められる現状があります。

　独居で、連絡をとれる親族が全くいない場合には、行政や事業者、場合によっては成年後見人などが生活の調整を行うことがありますが、同居・別居にかかわらず家族がいる場合には、家族に連絡が届きます。また、さまざまなサービス・治療の利用には家族の同意が必要であり、特に認知症の人の場合にはその手続きを家族が行うことが求められます。

　日本では、歴史的にも親の介護は子供が担う、家族の介護は家族（特に妻・嫁・娘）が担うといった考え方で介護が行われてきました。今もその影響は多くの人の感覚に色濃く残っていると考えられます。しかし、近隣や親族に迷惑をかけないように気をつかったり、介護の限界を感じ施設入所を検討したりすると「施設に入れるなんてかわいそう」と言われ、踏み出すことができず追い詰められる家族は少なくありません。こうした状況において、もともとは仲がよかった家族であっても、症状の悪化による介護負担の増加や、周りの人に迷惑をかけないように配慮する気苦労によって心身ともに疲弊し、関係が悪化することもあります。

　ここでは、家族と認知症の人の関係性をある程度安定して保つための考え方と、認知症の人を介護する家族とのかかわり方について考えます。

1 ● 変わりゆく介護家族の状況

　まず、わが国における主な介護者の状況や高齢者の生活について整理しましょう。国民生活基礎調査の2001（平成13）年[1] と2019（令和元）年[2] の主な介護者の図を比較すると（図2-6-1）、主介護者が同居で介護をしている比率は、71.1％か

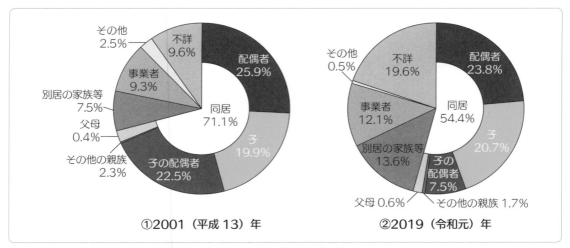

図2-6-1　主な介護者の要介護者等との続柄および同別居の状況
〔厚生労働省：平成13年国民生活基礎調査の概況，2001.／厚生労働省：令和元年国民生活基礎調査の概況，2019.〕

ら54.4％に大幅に低下し、別居の家族による介護は7.5％から13.6％に上昇しています。また、事業者が主な介護者という世帯は、9.3％から12.1％に増加しています。さらに、65歳以上の独居者数は年を追うごとに増えており[3]、事業者をはじめとする家族以外の介護者が独居者や家族の協力を得られない高齢者の介護を担う状況になっていることが推察されます。

　また、図2-6-1の同居する主な介護者では、配偶者が主な介護者である比率は約25％、実の子が主な介護者である比率は約20％で推移していますが、子の配偶者が介護する比率は22.5％から7.5％に大幅に低下しています。もはや嫁が主な介護者となる時代は終わりつつあります。

　図2-6-2の同居している主な介護者の性別と年齢分布を比較すると、男性介護者は23.6％から35.0％に増えています。そして、男女別の年齢分布をみると、女性は40歳代から70歳代まで幅広く分布しているのに対して、男性は80歳代の介護者が女性に比べて多いことがわかります。また、同居の男性介護者については、70歳以上は2001（平成13）年も2019（令和元）年も4割を占めており、定年後に主な介護者の役割を担うために介護を始める可能性が推測できます。仕事に従事している間は仕事に専念し、高齢になってから主な介護者の役割を担う人が男性に多いと考えられます。

　性別にかかわらず、家事と介護の両方が突然自分の役割になるのは大変なことであろうと推察されます。また、男女ともに高齢で介護を担う場合は、自身の老化、疾患と向き合いながら高齢の家族の介護を行うことになるため、心身ともに疲弊し、介護者自身も介護状態になる可能性があります。

　このような家族介護の厳しい状況を踏まえた上で、家族介護者への支援につい

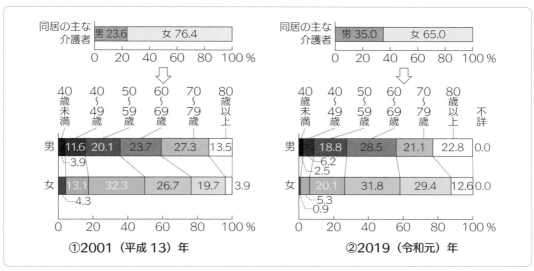

図2-6-2　性・年齢別にみた同居している主な介護者の状況
〔厚生労働省：平成13年国民生活基礎調査の概況，2001.／厚生労働省：令和元年国民生活基礎調査の概況，2019.〕

て考えてみましょう。

2 ● ケア専門職が家族ケアに携わる際の大前提

　　認知症の人を介護する家族の支援について考えるにあたり、家族の置かれたアンビバレントな立場と、そうした立場だからこそケア専門職の相手のためを思った一言が、ときに主介護者を必要以上に追い詰める可能性について触れておきたいと思います。

　　認知症の人を介護する家族から話を聞くたびに、それぞれの家族の置かれた状況や考え方はまさに千差万別であり、「こうするといいですよ」などと簡単に助言できるものではないと強く思います。似通った症状や対応について前例を紹介することはできますが、安易に「こうするといい」「こうしたらどうか」と提案することで、それが正解であるかのように感じ、そうできないことについて家族を苦しめてしまうことがあるからです。

　　筆者の子育て中の体験が介護する家族の立場への共感につながり、家族とのかかわり方が変わり、このような考え方に到達しました。少しその話に触れたいと思います。

❶ 追い詰められやすいケアの担い手

　　筆者には3人の子供がいます。日本政府は女性が働くことを推進していますが、

決して働きながら子育てをすることに寛容な社会ではないと感じてきました。筆者は3人とも1歳を迎える前に保育園に預けて働き始めました。長男・次男のときは、非常勤の仕事を掛け持ちしてなんとか仕事を続けていたので、1年以上開けてしまうと契約を継続できない仕事も含まれていました。自分の仕事も子育てもどちらも大事でした。しかし、多くの人から「子供がかわいそう」「こんな寒いときに朝早くから預けなきゃいけないの？」「子供がかわいくないの？」「もう少しお子さんに愛情を向けてあげて」などと言われました。筆者の子供を思ってのことなのですが、後ろめたさを抱えながら子供を預けて働いている母親にはこの言葉が突き刺さるのです。

この時期は、家事も育児も仕事もすべてが中途半端になってしまい、その状態を自分が一番認識していて嫌になっているのに、そこをさらに責められる状況でした。そうした声によって生じたわだかまりを腹の底に抱えていると、忙しいときに子供が牛乳をこぼしたりすると、子供に向かって怒りが爆発することがありました。子育てにおける虐待は紙一重だと実感しました。

そのような経験をした後、一人の女性に出会いました。子供が小学校に上がったのをきっかけにスーパーでパートを始め、子供が高校生になるころには正社員になり、管理者を任されて、誇りをもって仕事と子育てを頑張ってきた人でした。しかし、母親がアルツハイマー型認知症と診断され、徐々に症状が悪化し、昼夜構わず家から出かけて帰ってこられないことが続き、その女性は心身ともに疲弊したそうです。疲れて熟睡してしまい、夜中に外に出て行った母親に気づかず、朝に母親の不在に気づきました。警察に連絡すると警察に保護されており、引き渡しの際に警察に「繰り返すようだと介護放棄になりますよ」と言われ、とても傷ついたそうです。そして今後のことを話し合うために、ケアマネジャーに相談すると、「仕事をパートにするなどして調整できませんか？」と言われました。彼女はさらに深く傷つき、その日の夜、子供も母親もおいて一人で出かけ、ただされまよったのだそうです。「死のうかと思った」とも話されました。子供のことを考えて踏みとどまり、家に帰ると、母親と子供が心配そうに待っていて、家の中は母親による娘の捜索によってかなり散乱していたそうですが、ただひたすら謝りながらお互いに泣いたのだそうです。ここから子供も協力してくれるようになり、施設入所に向けて対応がとられました。

最終的に仕事は継続できましたが、「警察とケアマネジャーに言われた言葉は、母を思ってのことだとわかっているけれど、いまだに心に突き刺さっていて、不信感をぬぐい切れない」と最後まで話されていました。

筆者はこの話を直接聞きながら、女性の仕事の軽い扱われ方に疑問を持たずにはいられませんでした。これはジェンダーの影響もありますので、後述の息子介

護者のところでも少し触れます。

② 認知症の人と家族を同等に大切にする態度

　自分のことではなく、誰かの世話をする責任を負う立場にあるとき、"私"という人間が軽んじられる経験をした人は少なくないと思います。「自分の人生を犠牲にしてでもケアが必要な人を大切にしなさい」というメッセージ性をもった問いかけが社会のあちこちから降りかかってきます。誰かの世話をしながら仕事や家事を頑張るにはかなり犠牲を伴うのに、なぜか自分ばかりが責められる理不尽さと戦わなければなりません。仕事などにより介護や育児に集中して取り組めない自分に対して、どこかに後ろめたさを感じながらギリギリのところで踏ん張っている人にとっては、他者の何気ない一言（主にケアされる人を大切にする一言）によって、深く傷つけられてしまいます。

　ケア専門職は、こうしたギリギリのところで踏ん張っている家族介護者と多く接する立場だからこそ、傷つけてしまう言葉を回避し、少しでも家族介護者が前向きになれるかかわり方を追求する必要があります。そのためには、認知症の人と家族の双方を視野に入れて、認知症の人にとって好ましい状況と、家族にとって負担が軽減する、少なくとも増やさない計画を検討することが求められます。そして、介護家族が（自分のことも同じくらい気にかけてくれている）と実感できたときに、初めて本音を話してもらえるのではないでしょうか。

③ ケア専門職が陥るかもしれない独善的行動

　ケア専門職は、認知症の人の症状緩和や生活支援などの目的でかかわることが多いので、どうしても認知症症状や生活状況に注目しがちです。しかも「専門家固有の専門性が抱えてしまいがちな専門知識のランクづけと、それによって実行力にまで及ぶ力関係が、いっそう専門家の独りよがりの行動を生みやすくする」[4]ことが指摘されています。これは認知症の本人への介入のみならず、家族介護者の負担が大きいと判断すると、その負担感を先取りして家族にも過度に介入することも含みます。

　こうした認知症の人や家族への過度な介入は、本人や家族の思いを置き去りにしたまま行われるので、不信感をもたらします。ケア専門職としては"よかれ"と思っているのですが、それが"不信感"を抱かせることになるので、かえって事態を悪化させてしまいます。アセスメントして自分なりのプランを立てたとしても、その解釈が合っているのかを確認するために、必ず本人や家族に伝えてリ

アクションを確認しましょう。ただし、こうした考え方や行動は、相手に対してよいことをしていると思い込んで行う行動であるため、自分で気づいて改善するのはかなり難しいようです。その場合は、上司や同僚が独善的になっている状況を客観的に伝えて、過度な介入について気づいてもらうよう試みましょう。

3 ● 認知症の人を介護する家族とのコミュニケーションとケア

　介護する家族といっても図2-6-2に示したように、介護する人の年齢はさまざまです。そして認知症の人の年齢や認知症のタイプもさまざまです。一般的に活用できるコミュニケーション、および特徴的な家族の年代、立場を配慮したコミュニケーションについて説明します。

① 初めて介護家族に接するときのコミュニケーション

　認知症の人を介護する家族と初めて話すときは、まず客観的に認知症の人と家族の関係性、そして家族の介護に対する態度を見極める必要があります。現在同居している場合であっても、「これまでずっと一緒に暮らしておられたのですか？」という単純な質問をして、別居期間の有無を確認します。

　同居を続けている場合には、「ずっと一緒に住むのはお互いに大変なときもおありだったでしょう」や「ずっと一緒にいてくださるご家族がおられて、ご本人も安心でしたでしょうね」などと家族や本人を思いやる言葉につなげます。別居時期があった場合には、「若いころに実家を出られて……では最近同居を始められたのですか。それはご自分の生活が一変するわけですから大変な覚悟でしたね、よく決断されましたね」などと、それまでの"二人の住まい方"を確認しながら、家族をねぎらう言葉につなげます。

　同居・別居の経過を問うことによって、本人と家族の生活の経緯を少し知ることができ、それぞれをねぎらう言葉を散りばめることによって、「いやぁ、自分が家を出るだけの勇気（財力）がなかっただけだから」「本当は実家には戻りたくなかったんだよね。もともとあんまり折り合いがよくないし」といった本人と家族の関係性を把握できる話題につながることは少なくありません。

　初回の面談においては、"初回の情報収集"という雰囲気をできるだけ出さず、「頑張ってこられましたね」「大変な決断をされて素晴らしいですね」といったこれまでの家族のかかわりについてねぎらいや称賛の言葉をかけるほうが、家族としては本音を少し語りやすくなります（図2-6-3）。人によっては、「当たり前のことをしてきただけだから」と言って、初回から親しげに話しかけられることに

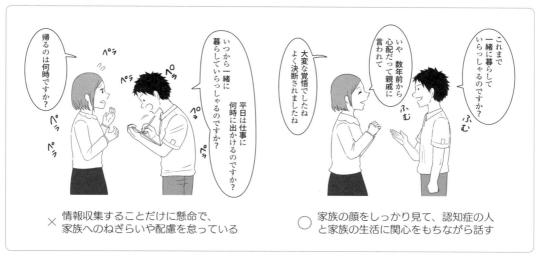

| | 情報収集することだけに懸命で、家族へのねぎらいや配慮を怠っている | | 家族の顔をしっかり見て、認知症の人と家族の生活に関心をもちながら話す |

図2-6-3　家族とのコミュニケーションの例

不快感を示す人もいますので、その場合には「では、今後のために生活状況についてお尋ねしますね」と淡々と質問したほうがよい場合もあります。

　大切なのは、アセスメントシートの項目を埋めることではなく、各項目について尋ねながら、①これまでの認知症の本人と家族の生活に関心をもっていること、②聞いた話の一つひとつをポジティブに捉えていることを相手に伝えることです。

② 家族のかかわり方について言及する際のコミュニケーション

　認知症ケアに携わる家族には、戸惑いと支えなければならないという責任感が交錯しています。戸惑いが強い家族の場合は、認知症の人に対してこまごまと注意をしてしまうので早期から関係性が悪化しやすくなります。こうしたタイプの家族に対しては、「認知症の人に少しでもよい状態でいてもらいたいという気持ちはとてもよくわかります。でも、かえって本人の機嫌が悪くなるから、あなたが大変ではないですか？」という感じで、「細かく言わないほうがいいですよ」と直接言うのではなく、「ご家族のあなたが大変ではないですか？」という問いかけをすることで受け入れられやすくなります。

　家族は、一生懸命認知症の人のためを思っているからこそ戸惑っています。「細かく言わないほうがいい」と言われると自分の取り組みを否定されたことにつながり、ケア専門職に対して拒否的になります。そのため、「ご家族であるあなたを心配している」ことを前面に出して話しかけることで、家族は自分への気遣いを受け入れ、「でも、放っておくと認知症が進んでしまうんじゃないですか？」といった心配事の言語化につながりやすくなります。

また、例えばアルツハイマー型認知症のケースでは、「残念ながらアルツハイマーは治るものではないのですが、診断されたからと言って人がガラリと変わるわけではないんですね。急かされるとかえってできないことが増えますし、落ち着いているとできることが増えるのも特徴なんです。だから、ある程度のことは見逃して、ご家族や私たち専門職が黙ってフォローしておいたほうが、本人のできることを長持ちさせられます。そのほうがお互いに楽に過ごせると考えたほうがいいんですよ」といった情報を提供するのも有効です。

　家族が助言を欲していない段階で助言してしまうと大きなお世話になり、耳に入らないばかりか、"説教臭い専門職"とレッテルを貼られ、受け入れてもらえなくなります。だからこそ、家族が懸念していることを打ち明けてくれたタイミングは、情報提供のタイミングとして適していることを意識しておきましょう。

③　高齢の介護者へのアプローチ方法

　高齢の家族が介護する場合、今の状況が精いっぱいで、介護家族に何かの知識や技術を習得してもらうのが難しいことがあります。このようなケースでは、先に訪問介護などの介護保険サービスの導入を検討して家事負担を減らし、認知症の人には通所サービスを使用してもらってレスパイトケアを検討することが求められます。特に、高齢の男性介護者の場合には、家事を妻に任せてきた人が多く、家事をこなすことだけで疲弊しがちです。訪問介護で家事をカバーしきれない場合には、配食サービスを活用することで、訪問介護員がその他の家事に専念できる時間をつくる、というような工夫が求められます。

　また、介護負担によって体調を崩しやすいため、介護者の体調管理も必要です。サービス利用者本人のバイタルサインを測る際に、家族の健康チェックも行う必要があります。高齢夫婦の場合は、子供に迷惑をかけたくないという心理から、健康状態や生活状況に問題が生じていても、他者に伝えない傾向があるため、単純に「大丈夫ですか」「問題ないですか」と聞くのではなく、「少し、息が荒いように見えるのですが、かなり疲れがたまっているのではないですか?」など、具体的に観察したことを伝えたほうが、本音の表出につながります。

④　息子介護者へのアプローチ方法

　図2-6-1のように、子の配偶者(主に嫁)による介護が1割を切り、実子による介護が2割となった今、主介護者が息子(以下、息子介護者)であるケースは、1977(昭和52)年から2010(平成22)年までの30年強の間に6倍弱にまで増えていま

す[5]。もともとの数が少なかったので、今も多数派ではありませんが、息子介護者だからこそ追い詰められる点について触れておきたいと思います。

息子介護者本人やケアマネジャーを対象としたインタビュー調査をもとに書かれた論文[6]によると、息子介護者がフルタイムで仕事をしながら介護を担う場合と、単身で非正規・無職の場合とでは、周囲の評価が異なることが示されています。ここにはジェンダーの視点が強く影響しており、フルタイムで家庭をもつ息子が親の介護を担うと“親孝行な息子”と評価されます。

しかしこの場合、陰で食事や洗濯を担っている嫁については“介護へのかかわりが足りない”と低い評価になります。また、単身で非正規・無職の息子介護者については介護を頑張っていても、家庭と仕事をもっていないということで評価は低く語られることが示されており、これはケア実践の場でもよく目や耳にする光景だと思います。実際に「あのお嫁さん、食事と洗濯はするけど、食事も洗濯も部屋に届けるだけ」「あの息子さん、まだ40代なのに仕事もしないでお母さんがデイサービスに行っている間はゴルフの打ちっぱなしとか行くんですよ」という非難めいた話をケア専門職から聞くことは少なくありません。このような非難的な考え方は必ず態度に現れます。社会的に非難されやすい立場にある人は、他者の非難的な態度にとても敏感なので十分な配慮が求められます。

前述したフルタイムで働きながら認知症の実母の介護にあたっていて、ケアマネジャーに「仕事をパートにするなどして調整できませんか」と聞かれた女性は、“女性なので仕事はフルタイムでなくてもよい”と言われたことになり、大切にしていた仕事を軽んじられたことで“死”を意識するほどショックを受けたのです。ケア専門職として、社会規範をベースに介護する家族を評価しているようでは、介護するその家族を見ることができていないのだと自覚する必要があると思います。そうした態度は社会と一緒に、ギリギリのところで介護を頑張っている人を追い詰めているのです。

その家族がどのようにかかわっているのか、その家族が抱える苦労・苦悩は何か、どうかかわることで状況が少しでも好転するかを客観的に考える姿勢がなければ、苦悩の中にいる家族からかかわりを拒絶されても仕方がないと言えます。

⑤ 嫁の立場で介護する人へのアプローチ方法

嫁が介護するケースは1割を切った状況であるからこそ、嫁の立場で介護することにジレンマを抱きやすくなる場合があります。以前、東北地方で話を聞いたある女性は、「夫が大好きだったから、夫の両親をみるのは嫌ではなかったんです。でも、夫が亡くなった今、義母が認知症になり、私が夫を殺したと毎日責め立て

ます。夫もいないのにどうして介護を続けないといけないんでしょう」と涙を流しながら語りました。そして「同年代の友達は介護なんて縁がないのに、どうして私だけ……。でも、ここまでみてきて、近所の人や親戚から、あそこの嫁は親（義理の両親）を捨てたって言われるのは嫌だから、ここで投げ出すのも許せないんです」と締めくくりました。

　この女性の義母を担当しているケアマネジャーからは、事前に「施設入所を勧めているが、近所や親戚の評価を気にして断られ続けている。でも限界だと思う」と聞いていたので、施設入所について「少しご自分を休めるために施設を試してみましょうよ。ここまで頑張ってこられたんですから、褒められることはあってもいいけど批判される筋合いはありません。気持ちに余裕がある状態になって頻繁に通ってあげれば、近所や親戚の人は“いい嫁だ”と言いますよ。世間様って適当なものなんですから。施設に入るとお義母様との関係も少し変わるかもしれませんよ」と話して、ショートステイを試してもらうことになりました。

　このように追い詰められている嫁の立場の介護者は、近所や親戚といった世間の目によって新たな選択肢を選ぶのが難しいことがあります。世間に本当に力があるわけではなく、世間の力を自分の中でつくり出しているだけなのですが、過去に親戚や近隣の人から強い批判を浴びた人はこの力から抜け出せなくなります。

　本人の立場を理解し、今回の選択は決定ではなく“試すだけ”で、“やってみてだめなら家に戻ればいい”ことを強調することで、選択しやすくなります。

＊

　認知症の人を介護する家族は、多種多様な状況に置かれており、本稿ですべてのケースを網羅することはできませんが、いくつか取り上げた事例を基に考え方を身につけることで、他の家族についても応用できるのではないかと思います。

＊ 引用文献

1) 厚生労働省：平成13年国民生活基礎調査の概況　III介護の状況　主な介護者の状況，厚生労働省ホームページ，2001.（https://www.mhlw.go.jp/toukei/saikin/hw/k-tyosa/k-tyosa01/index.html）
2) 厚生労働省：令和元年国民生活基礎調査の概況　IV介護の状況　主な介護者の状況，厚生労働省ホームページ，2019.（https://www.mhlw.go.jp/toukei/saikin/hw/k-tyosa/k-tyosa19/index.html）
3) 内閣府：令和元年高齢社会白書　第1章1節3，内閣府ホームページ，2019.（https://www8.cao.go.jp/kourei/whitepaper/w-2019/zenbun/01pdf_index.html）
4) 中島紀惠子監修・編集：認知症の人びとの看護 第3版，p.32-37，医歯薬出版，p.32-37，2017.
5) 平山亮：迫りくる「息子介護」の時代　28人の現場から，光文社新書，p.33，2014.
6) 平山亮：息子介護に見るケア経験のジェンダー非対称性，家計経済研究，113，p.30-39，2017.

第 3 章

行動・心理症状と
薬剤調整・服薬管理
について学ぼう

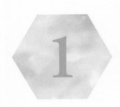

1 薬剤の作用と調整

田中　志子

　3章では、薬剤についてまとめていますが、認知症の行動・心理症状の対策の第一選択が非薬物療法であることは言うまでもありません。それを踏まえた上で、この章を読み進めてほしいと思います。

1 ● 薬剤の検討について

　行動・心理症状の最も効果的な対策は「行動・心理症状を起こさせないようなケアと環境を提供し、行動・心理症状を予防すること」ですが、それでも症状が発現してしまい、その緩和が図れないときには、薬剤の投与を検討する必要があります。特に、意識障害であるせん妄による症状は、「よいケアを提供しようという根性論」だけでは解決することが困難です。

　そこで、その人の症状がせん妄によるものなのか、そうでないのか、また原因が何なのかを十分にアセスメントをします。内服を検討する際は、症状の根源が、記憶低下による混乱なのか、何らかの不安なのか、不眠が原因の焦燥なのかなど、その人自身をしっかりと観察し、理解し、起こっている現象を分析します。また、薬物によりせん妄を起こしている場合もありますから、そのときは投薬ではなく内服薬を中止します。現在、認知症に対して保険診療で薬物療法が認められている疾患は、アルツハイマー型認知症とレビー小体型認知症です。

　まず、この2つの病気の薬について簡単に説明します。

① アルツハイマー型認知症

　筆者の診療では、アルツハイマー型認知症と診断されたのち、意欲の低下や、記憶障害による抑うつなどがある場合にはコリンエステラーゼ阻害薬を選択します。コリンエステラーゼ阻害薬には、表3-1-1に示す種類があります[1]。それぞれ、飲み方や半減期が異なるので使い分けることも重要です。

表3-1-1　コリンエステラーゼ阻害薬の特徴

	塩酸ドネペジル	ガランタミン	リバスチグミン
作用機序	AChE*阻害	AChE阻害/ ニコチン性ACh受容体刺激作用	AChE阻害/ BuChE**阻害
病期	全病期	軽度〜中等度	軽度〜中等度
一日用量	3-10 mg	8-24 mg　液剤あり	4.5-18 mg　貼付剤
初期投与法	3 mgを1-2週投与後5 mgで維持	8 mgで4週投与後 16 mgで維持	4週ごとに4.5 mgずつ 増量し18 mgで維持
用法	1	2	1
半減期	70-80時間	5-7時間	2-3時間
推奨度	グレードA （行うよう強く勧められる）	グレードA （行うよう強く勧められる）	グレードA （行うよう強く勧められる）

＊アセチルコリンエステラーゼ　　＊＊ブチルコリンエステラーゼ
〔国立研究開発法人国立長寿医療研究センター：認知症サポート医養成研修テキスト　令和元年度改訂版, p.56, 2020. を一部改変〕

② レビー小体型認知症

　この病気において保険診療が適用される抗認知症薬は塩酸ドネペジルです。特に幻視に効果があると言われています。レビー小体型認知症の患者は薬物過敏がみられることが多いので、規定量に満たない少量から開始することもあります。

　薬物調整の場合、患者の体重や年齢、家族や介護者が協力的であるなどの内服に関連する条件や、内服への意欲（アドヒアランス）も非常に重要となります。

　また、コリンエステラーゼ阻害薬の重要な副作用には徐脈、洞不全症候群や房室ブロックといった循環器症状がみられることがあります。筆者も実際に著しい徐脈で他院にてペースメーカーを入れた後に、コリンエステラーゼ阻害薬の副作用が原因であった症例を経験しています。このような症例では、一度コリンエステラーゼ阻害薬を中止することも考えましょう。コリンエステラーゼ阻害薬が著効しているものの、徐脈を起こしている場合には、シロスタゾールなど脈を速くする薬を併用することもあります。

　さらに頻度の多い副作用として「食欲不振」「嘔気」「嘔吐」「下痢」といった消化器症状がみられます。もともと体力がなく虚弱で低栄養気味の高齢者へ投与する際は、投薬後の食欲低下の有無や、体重管理なども十分注意して副作用の観察を行います。

2 ● 行動・心理症状に対する薬剤内服について

　ここからは本題である行動・心理症状の薬物治療について説明します。行動・心理症状と一口に言っても、さまざまな原因や症状があることは他の章でも十分理解を深めたと思いますが、それらを踏まえた上で薬物に頼らざるを得ない場合を考えていきます。認知症の行動・心理症状に対する薬物療法で保険が適用される薬剤はありませんが、臨床現場ではいくつかの薬剤が用いられています。

　抗認知症薬が処方されておらず、記憶低下による混乱が原因と思われる場合、患者の年齢にもよりますが、抗認知症薬投与の検討は必要です。軽度認知障害は、原則として薬物投与の対象ではありませんが、薬物投与で効果がみられ日常生活が比較的安定する症例もあります。この場合にも、認知症の原因疾患や症状により投与すべき抗認知症薬が異なるため慎重に吟味します。

　ただし、85歳を超えている場合には投薬によりかえって全身状態が悪化するという報告もあるので投薬がすべてではありません[2]。

1 易怒性が強いケース

　怒りが原因と思われる場合、怒りっぽい症状や家族への猜疑心などが強い場合、夜あまり寝られない場合には、副作用の少ない抑肝散を試します。一日量は7.5 gですが、高齢者では朝夕合わせて5 gでも十分効果が期待できることがあるので少量から開始されます。

　また、臨床現場ではNMDA受容体ブロッカーであるメマンチンを用いることが多いですが、すでに認知症が中等度以上である人、85歳を超えているようなケースには、積極的な抗認知症薬の投与はあまり行いません。副作用も出現することや記憶障害が戻るわけではないこと、必ずしも全例に効果があるというわけではないからです。

　メマンチンは、副作用として、めまい、便秘、浮腫、頭痛、傾眠などの症状がありますが、これらの副作用を逆に利用して夕食後の内服で夜間の睡眠を確保できることも期待できます。いずれにしても投薬時には、本人や家族に副作用の発現についてもしっかりと説明し、投薬のメリットとデメリットについて合意を得ておきます。

② 不安が強いケース

　不安に対するアプローチでは、不安の原因は何かをまず考えます。環境因子や関係者との人間関係などを確認し、非薬物療法を行ってもまだ不安が強い場合には、抗不安薬を投与します。表3-1-2に示すような抗精神病薬[3]もありますが、前述の通り患者の年齢や、肝臓機能、腎臓機能、体重などを十分考慮して、ごく少量から内服を開始します。

　また、一日の時間の中でどの時間帯に不安が強いのかもアセスメントし、その時間に合わせて薬剤が十分作用するように、内服のタイミングを配慮することも重要です。

　表3-1-2で注目してほしいことは、薬の半減期についてです。半減期とは、簡単に言うと飲んだ薬が代謝や排泄などによって半分に減るまでに要する時間のことです。長ければ長いほど体の中に薬の成分や作用が残っていることになります。

　したがって、リスペリドンのように半減期が約24時間あると数日続けて飲むことで思いのほか効果が出てしまい、足腰が立たない過鎮静となり、食事もとれないような状態になることもあるので注意が必要です。

表3-1-2　抗精神病薬

作用機序	薬剤名	対象となる BPSDの症状	注意点	半減期（時間）	用量（mg）*
セロトニン受容体・ドパミン受容体遮断	リスペリドン	●幻覚 ●妄想 ●焦燥 ●興奮 ●攻撃	高血糖あるいは糖尿病を合併している場合にも使用可能。パーキンソン症状に注意。	20-24	0.5-2.0
	ペロスピロン		高血糖あるいは糖尿病では慎重投与。抗不安、催眠作用あり。パーキンソン症状に注意。	3-8	4-12
	クエチアピン		高血糖あるいは糖尿病では禁忌。DLBに対して使用を考慮してもよい。鎮静・催眠作用あり。	6-7	25-100
	オランザピン		高血糖あるいは糖尿病では禁忌。DLBに対して使用を考慮してもよい。鎮静・催眠作用あり。	22-35	2.5-10
	ブロナンセリン		高血糖あるいは糖尿病を合併している場合にも使用可能。パーキンソン症状に注意。	10-16	2-8
ドパミン受容体部分刺激	アリピプラゾール（エビリファイ）		高血糖あるいは糖尿病では慎重投与。鎮静・催眠作用が弱い。	47-68	3-9

DLB：レビー小体型認知症
用量は添付文書、国外の文献およびエキスパートオピニオンを参照
〔平成27年度厚生労働科学研究費補助金（厚生労働科学特別研究事業）認知症に対するかかりつけ医の向精神薬使用の適正化に関する調査研究班：かかりつけ医のためのBPSDに対応する向精神薬使用ガイドライン（第2版），2015. を一部改変〕

3 うつが強いケース

　高齢者のうつは珍しくありませんが、食事がとれなかったり、着替えもしない、外出や人との接触も嫌がるなど日常生活への影響が出るほどの行動・心理症状には抗うつ薬を使います（表3-1-3）[4]。抗うつ薬は大きく2つに分けられます。昔

Column　　知っておくとお得な「SSRI」

　「SSRI」は脳内のセロトニン濃度を上昇させます。「SNRI」と「NaSSA（ナッサ）」はセロトニンとノルアドレナリン両方の濃度を高めます。SSRI、SNRIは特定の神経伝達物質に作用するため、減薬・中止の際に離脱症状が現れやすいといった性質があります。これらの離脱症状としては"シャンビリ"といって、金属音のようなシャンシャンという耳鳴りや、脳内に電気が流れたようにビリビリとしびれた感じがするのが特徴で、離脱症状を出さないためにも使い始めと同じようにゆっくりと減薬する必要があります。

　副作用に関しては、SSRI、SNRIともにセロトニンに作用するため、体内のセロトニンの90%が存在する消化器系の副作用（吐き気、便秘、下痢）が出やすくなります。SNRIはノルアドレナリンの副作用として動悸・振戦が加わります。

　NaSSAは薬物相互作用が少ないのが特徴で、多剤併用している高齢者に使いやすく、副作用としては、抗ヒスタミン作用を併せ持つため、先の副作用に加え、体重増加（食欲増進）、眠気が高頻度で生じます。そのため、不眠を訴える場合や睡眠障害を合併する高齢者のうつ状態にはNaSSAはよい適応となります。

　筆者の場合、下記のように症状のタイプごとに薬剤を使い分けています。

①本格的うつタイプ

　食事を食べず、無表情となり、何をやっても気分が上がってこないような深刻な症例の場合にはSSRI（パロキセチンなど）を使います。

②くよくよ・ぐずぐずタイプ

　興味や関心・喜びの喪失、やる気が起きない、疲れやすいなどと漠然とぐずぐずした訴えがある症例や漠然とした不安があるような症例にはSNRI（ミルナシプランなど）をよく使います。

③頑張ろうとしているけれど力が出ないようなタイプ

　すべての面で機能が落ち、活力が低下してしまい、気がつけば食欲不振、不眠、不安・焦燥が強いような症例ではNaSSA（ミルタザピン）をよく使います。食欲がなくなった場合も副作用である食欲増進作用を期待して処方することもあります。

　SSRI、SNRIは脳内で放出されたセロトニン、ノルアドレナリンの再取り込みを阻害してこれらの濃度を高めることにより、うつ症状を改善しますが、そもそも放出量が低下している高齢者では効果が得られにくい場合があります。このような症例では、単剤治療では十分な改善が得られないことも多く、異環系と呼ばれるトラゾドンと併用することも少なくありません。

表3-1-3 抗うつ薬

種類・作用機序	薬剤名	対象となるBPSDの症状	注意点	用量（mg）
SSRI	フルボキサミン（ルボックス）	抗うつ 前頭側頭型認知症の脱抑制 常同行動	分3、食直後	25-100
	パロキセチン		分1、夕食直後	10-40
	セルトラリン（ジェイゾロフト）		分1	25-50
	エスシタロプラム		分1、夕食後、QT延長例禁忌、上限10 mg	10
SNRI	ミルナシプラン（トレドミン）	抗うつ 心気症状としての疼痛	分3、MAO阻害薬との使用禁忌、前立腺肥大合併症での尿閉の危険	15-60
	デュロキセチン		分1、夕食直後、肝腎機能障害に禁忌	20-40
NaSSA	ミルタザピン（リフレックス）	抗うつ、不安、催眠作用、食用増進作用	分1、就寝前、血糖上昇のリスクあり	7.5-30
四環系	ミアンセリン	不安 催眠作用 焦燥	分1、就寝前、抗コリン作用弱い、催眠作用あり、心毒性が低い	10-30
異環系	トラゾドン		分1、就寝前、抗コリン作用弱い、催眠作用あり、心毒性が低い	25-100

〔平成27年度厚生労働科学研究費補助金（厚生労働科学特別研究事業）認知症に対するかかりつけ医の向精神薬使用の適正化に関する調査研究班：かかりつけ医のためのBPSDに対応する向精神薬使用ガイドライン（第2版），2015. を一部改変〕

からの「三環系」「四環系」抗うつ薬と新しい世代の抗うつ薬です。

　現在の薬物療法では、SSRIをはじめとした新世代抗うつ薬が主流です。新世代の抗うつ薬はセロトニンとノルアドレナリンの調節にかかわる部分への選択性が高く、副作用や毒性が大きく軽減された点が特徴です。とはいえ、高齢者の場合にはごく少量から様子をみながらゆっくりと増量し、その人の状態に合わせていくことが重要です。

Column　　知っておくとお得な三環系、四環系薬剤

　三環系、四環系薬剤はセロトニンやノルアドレナリン以外の神経伝達物質にも作用するため副作用が多く、今ではあまり使われなくなりました。しかし、新世代薬に比べて効果が弱いわけではなく、効果発現が比較的早く、難治例や重症例には治療効果が高い場合もあります。

　問題となる副作用は①コリン関連の口渇、便秘、排尿困難、②ヒスタミン関連の過鎮静、体重増加、③アドレナリン関連のめまい、低血圧、頻脈です。これらの副作用で一番問題なのは、抗うつ効果が発現する前に副作用が先に現れてしまうことです。高齢者では特にこの副作用に注意しましょう。

表3-1-4　睡眠薬

作用機序	薬物名	対象	特徴・注意点	用量（mg）
GABA_A 受容体作動薬	ゾルピデム	入眠障害	超短時間作用型、半減期2.5時間	5
	ゾピクロン（アモバン）	入眠障害	超短時間作用型、半減期3.5-6.5時間	7.5
	エスゾピクロン（ルネスタ）	入眠障害	超短時間作用型、半減期5.1時間	1-2
メラトニン受容体作動薬	ラメルテオン（ロゼレム）	不眠症	フルボキサミンとの併用禁忌	4-8
オレキシン受容体拮抗薬	スボレキサント	不眠症	半減期10時間	15

〔平成27年度厚生労働科学研究費補助金（厚生労働科学特別研究事業）認知症に対するかかりつけ医の向精神薬使用の適正化に関する調査研究班：かかりつけ医のためのBPSDに対応する向精神薬使用ガイドライン（第2版），2015．を一部改変〕

❹ 睡眠障害が強いケース

　まずは、副作用の少ない抑肝散を使ってみましょう。それでも効果がないようであれば少量から睡眠薬を使いますが、ポイントは、薬物効果の持続時間が短いものから選択し、少量から試すことです。表3-1-4に、主要な睡眠薬とその半減期などを示します[5]。

＊

　行動・心理症状に対する抗精神病薬の使用のポイントは、アルツハイマー型認知症をはじめとした認知症疾患に対する抗精神病薬の使用は適応外使用であることを踏まえた上で、患者のリスクとベネフィットを考慮し、十分なインフォームド・コンセントを行って使用することです。患者をしっかりと観察して薬の有効性の評価を行い、常に減薬、中止が可能か検討することが求められます。

＊ 引用文献

1) 国立研究開発法人国立長寿医療研究センター：認知症サポート医養成研修テキスト　令和元年度改訂版，p.56，2020．
2) Buckley JS, Salpeter SR：A Risk-Benefit Assessment of Dementia Medications；Systematic Review of the Evidence, Drugs Aging, 32 (6)，p.453-467, 2015.
3) 平成27年度厚生労働科学研究費補助金（厚生労働科学特別研究事業）認知症に対するかかりつけ医の向精神薬使用の適正化に関する調査研究班：かかりつけ医のためのBPSDに対応する向精神薬使用ガイドライン（第2版），2015．
4) 前掲3)
5) 前掲3)

＊ 参考文献

・山口晴保：紙とペンでできる認知症診療術　笑顔の生活を支えよう，協同医書出版社，p.132-144，175-183，2016．
・山口晴保：認知症の正しい理解と包括的医療・ケアのポイント 第3版 快一徹！　脳活性化リハビリテーションで進行を防ごう，協同医書出版社，p.64-96，343-353，2016．

2 服薬管理

田中　志子

1 ● ポリファーマシー

　高齢者の服薬管理では、多剤併用（ポリファーマシー）が問題となっています。高齢者のポリファーマシー（図3-2-1）については、ガイドライン等が出ており、参考資料として本稿の最後に記載していますが、簡単に問題点をまとめると、多剤併用者ほど有害事象が多いということが証明されているということです[1]。

　高齢者では、5、6剤以上を内服している場合に有害事象の発現が多いことがわかっています。国はポリファーマシーの対策として、薬剤数を減らした際に薬剤総合評価調整加算などを設けています[2]（表3-2-1）。

2 ● アドヒアランス

　服薬管理で最も重要なことは「アドヒアランス」でしょう。服薬アドヒアランスは、処方通りに服薬していることを意味します。アドヒアランスを調整するためには、その人の生活環境や介護者との関係性、服薬への協力の度合いなどを知っておく必要があります。

　いくら必要な薬を処方しても、指示通りに飲めなければその効果は発揮されま

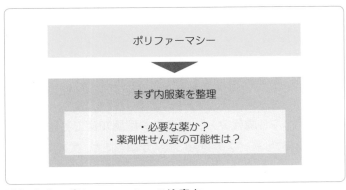

図3-2-1　ポリファーマシーの注意点

表3-2-1　入院時のポリファーマシーに対する取り組みの評価

①薬剤総合評価調整加算（退院時1回）	100点

ア　患者の入院時に、関連ガイドライン等を踏まえ、特に慎重な投与を要する薬剤等の確認を行う。
イ　アを踏まえ、多職種によるカンファレンスを実施し、薬剤の総合的な評価を行い、処方内容の変更又は中止を行う。
ウ　カンファレンスにおいて、処方変更の留意事項を多職種で共有した上で、患者に対して処方変更に伴う注意点を説明する。
エ　処方変更による病状の悪化等について、多職種で確認する。

②薬剤調整加算（退院時1回）	150点

①に係る算定要件を満たした上で、次のいずれかに該当する場合に、更に所定点数に加算する。
●退院時に処方する内服薬が2種類以上減少した場合
●退院日までの間に、抗精神病薬の種類数が2種類以上減少した場合その他これに準ずる場合

〔厚生労働省保険局医療課：令和2年度診療報酬改定の概要（入院医療），2020〕

せん。毎月の受診で「薬が飲めていますか？」と聞くと「飲めています」という返事があるものの、実際には訪問看護師が山のように飲み残しの薬を発見したり、よくよく聞くと「先生の薬は飲んでいるけどA病院の薬は毎月ゴミ箱行きだよ」と教えてくれたりする症例もありました。また、本人に悪意がなくても内服を忘れてしまう、内服する意味がわからないといったケースもあります。その際には、次のような対策を積極的に採用しましょう。

1　一包化の工夫

　朝の薬、昼の薬、夜の薬というように、時間によって内服する薬をひとまとめにして包装する手法です。さらに、最近は日付や飲むタイミングを袋に印刷する技術も進んでいるため、これによって軽度の認知症の人でも内服を一人でやり遂げることも期待できます。印刷ができない場合でも介護者が日付と飲むタイミングをペンで記入することも大きな手助けとなります。

　注意してほしいのは、ヒート包装をカットして市販の袋に入れて飲ませる場合、包装ごと内服してしまうことです。内視鏡で摘除する症例もあるので、できれば薬局における一包化を個人的にはお勧めします。また、お薬カレンダーや薬ケースの活用なども積極的に利用してください。

　次に、服薬管理に関する症例を紹介します。

【症例1：70歳代アルツハイマー型認知症で独居女性】

　介護保険サービスの利用に抵抗があったが、ケアマネジャーが頻回に訪問して訪問介護につないだ。筆者は2週間毎に訪問診療を行い、状態を観察。一人での内服ができない状態だったため、お薬カレンダーを取り入れた。冷蔵庫にお薬カレンダーを設置し、

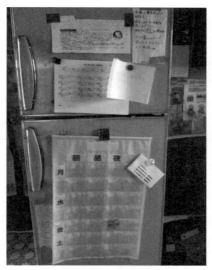

写真3-2-1　症例1の「薬がセットされた冷蔵庫」

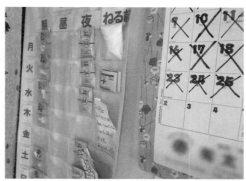

写真3-2-2　症例2の「お薬カレンダー」

ヘルパーが訪問する曜日のみ札を入れ、薬をセット（写真3-2-1）。服薬管理の工夫を行い、飲み忘れの防止を図った。

【症例2：70歳代レビー小体型認知症で独居女性】

　比較的認知機能は保たれていたため、通常のカレンダーを用い、自分で毎日寝る前にその日の数字にバツをつけてもらい、お薬カレンダーと照らし合わせてもらった（写真3-2-2）。さらに訪問介護や訪問看護とうまく連携しながら、なるべく現状の独居生活が維持できるように、在宅チーム医療を行った。

② 内服時間の調整

　どうしてもお昼の薬が飲めない、介護者がいる時間でないと飲めない、といったこともあると思います。そのような場合は、内服時間や内服回数の調整などで飲めるようにする工夫を検討しましょう。

　例えば、内服の効果が期待できるようであれば、腸溶錠などの長時間効果の期待できる薬を使ったり、1日3回の薬でもこだわりをもたずに、家族が支援できる朝と夕のみに減薬したりする工夫が考えられます。糖尿病を合併しているような場合でも、インスリン注射を週1回にして、訪問看護師が訪問するタイミングで血糖値確認と薬剤投与を行うといった対応例があります。

❸ 合剤の活用

　最近では、降圧薬と高脂血症の薬の合剤など、いくつかの作用をもつ薬が1錠にまとまっているものが増えています。合剤は処方数を減らすメリットがあるため、目を向けてほしいと思います。ただ、かえって薬価が高くなり個人負担費用が増えることもある点には注意が必要です。

3 ● 入院時の持参薬見直し

　独居生活をしていた認知症の人が、家族と同居することになったり、施設に入所することになったりして生活が変わると、急に具合が悪くなることがあります。それは、独居のときには飲んでいなかった降圧薬や血糖降下薬を疾患管理のためにしっかりと内服することで、血圧や血糖が下がってしまうことが原因と考えられます。それまでの内服状況を確認せずに服薬すると、かえってぼーっとしたり、食事を食べる元気がなくなったりしてしまいます。入院や施設入所の際には、必ず在宅での内服の様子を確認し、飲んでいた薬と飲めていなかった薬の確認、食事の内容などを把握するようにしましょう。

　入院時において薬剤を検討し、減薬を行った症例を紹介します。

【症例3：入院時に持参薬見直しを行った脳血管性認知症の女性】
患者：80歳代、女性
既往歴：脳出血、脳梗塞、脳血管性認知症、慢性心不全、未破裂脳動脈瘤、有棘細胞癌、左白内障、右緑内障
現病歴：行動・心理症状、薬剤によるせん妄の疑い
入院までの経過：52歳のときに脳出血をきたし、左片麻痺が残存した。現在は要介護4。4年前から有料老人ホームに入居していたが、COVID-19流行下で家族と面会できない日々が続いた。2回の自殺企図歴があったため、電気コード類は撤去された。部屋にテレビはなく、ナースコールもコード類として撤去されていたため声が枯れるほど叫んで人を呼んでいた。家族の顔写真とメッセージを載せたポスターを家族が作成して部屋に飾ったが、はがされてしまった。夜間の不穏・不眠が著明なため、施設の要請で特別に長女が夕方から付き添っていたが、そういった不安も含めて、前医によって2020（令和2）年末から幻視に対する抗精神病薬の処方が開始された。ところが2021（令和3）年2月頃より夜間の不穏が出現して落ち着かないため、当院（医療法人大誠会内田病院）に紹介されて入院となった。

表3-2-2　症例3の持参薬と入院時の処方変更

持参薬（前医が処方した内服薬 一日量）		入院時の処方変更
バルプロ酸 400 mg		
オランザピン 5 mg	➤	中止
ロドピン 頓用で25 mg	➤	中止（過鎮静歴あり）
アムロジピン 5 mg		
クロピドグレル 50 mg		
フロセミド 20 mg	➤	心機能確認後に中止
セリプロロール 100 mg	➤	心機能確認後に中止
ロサルタン 50 mg		
ベタヒスチンメシル酸塩 36 mg	➤	中止
メチコバール 1500 µg	➤	中止
ファモチジン 10 mg	➤	レバミピドに変更
ビオスリー3錠（1.5 g）、フェンラーゼ3カプセル	➤	中止
酸化マグネシウム 1320 mg		

【せん妄の原因となりうる薬剤】→減量・中止
- 睡眠薬・抗不安薬（ベンゾジアゼピン系）
- 抗菌薬：特にセフェピム
- ステロイド
- β遮断薬
- 抗ヒスタミン薬、H_2遮断薬
- 抗パーキンソン病薬
- オピオイド

　当院入院前に処方されていた薬剤は、表3-2-2の左側の通りでした。本症例ではせん妄がみられたため、せん妄の原因となりうる薬剤の減量や中止を検討しました（表3-2-2の下部）。また、身体疾患に対して検査を行い、各臓器専門医と相談しながら、表3-2-2の右側のように処方を変更しました。

　入院後、スタッフは常に患者の不安に寄り添い、「今、何に困っているのか」を聞き取り、できる限り対応しました。また、リハビリテーションを積極的に行い、昼夜のリズムをしっかりとつけた生活を送るようにしました。カルテから患者の様子を紹介します。

午前中：落ち着いている
夕方〜夜間：大声を出す、長女の名前を叫ぶ
不穏に対して、基本は非薬物療法
どうしても落ち着かないときはトリクロリール頓服
夜間の不穏はやや残存するものの、おおむね落ち着いて過ごせるようになった
（看護記録より）

以上のような結果が得られました。本症例から言えることは、せん妄治療として薬剤調整を行いましたが、それ以上にスタッフの対応や環境が効果的だったのではないかということです。そして、「行動・心理症状は予防すること」「せん妄も行動・心理症状も薬だけに頼らないこと」「薬は上手に使いこなすこと」が重要だということも示唆していると言えます。薬を上手に使いこなすのは医師の仕事だけではありません。日頃の観察、アセスメントができる看護職をはじめとしたコメディカルスタッフの力にも左右されることを忘れないでほしいと思います。

＊引用文献

1）日本老年医学会編：高齢者の安全な薬物療法ガイドライン2015, メジカルビュー社, p.12-20, 2020.
2）厚生労働省保険局医療課：令和2年度診療報酬改定の概要（入院医療）, 2020

＊参考文献

・小川朝生：自信がもてる！ せん妄診療 はじめの一歩 誰も教えてくれなかった対応と処方のコツ, 羊土社, 2016.
・山口晴保, 田中志子編：楽になる認知症ケアのコツ. 技術評論社, 2015.
・山口晴保, 田中志子編：これならできる！ 身体拘束ゼロの認知症医療・ケア 大誠会スタイルの理念と技術, 照林社, 2020.

第 4 章

行動・心理症状への対応力と医療的ケアの知識を高めよう

1 症状別対応の実際

内田　陽子

1 ● 加齢による変化と行動・心理症状の区別

　年を重ねるとともに、複数の異なる動作が同時にとれなくなってきたと、筆者は日々感じています。料理の段取りをしながらの洗濯など、今まではスムーズにできていたことに、小さなミスが生じます。途中で家族から声をかけられようものなら、やろうとしていたことが一度に白紙になり、つい大きな声を出してしまいます。

　また、若い頃に比べて、はきはきとしたエネルギーが減少して、動くのがおっくうになりました。年をとって大声を出してしまうのは認知症の行動・心理症状の陽性症状、元気がなくなり動くのがおっくうになるのは陰性症状に似ています。

　しかし、認知症の行動・心理症状は、「異常」という意味合いを含みます[1]。加齢による変化との鑑別が必要です。認知症の人の多くは「認知症」とは診断されていません。というより、多くの認知症の人は診断を受けていません。ですから、周りにいる高齢者の行動や症状が認知症の行動・心理症状によるものかどうかの見極めが重要となります。

　焦燥は、周囲から見て、その人の要求や困惑から直接生じた結果とは考えられないような不適切な言語、音声、運動上の行動をとること[2]と言われています。イライラして焦ることは誰にでもあることですが、通常なら怒らない些細なことでイライラ、激怒して相手に迷惑をかけるのは認知症の行動症状です。

　私たちは、例えば手紙を出すなどの目的をもって家から出かけますが、認知症の行動症状の1つである徘徊は、目的なしに繰り返し家を出ようとすることです。仮に目的があっても、「（故人である）母に会いに行かなくては」と、夜遅くなって外に出ようとします。病院でも「（すでに退職しているのに）仕事に行かなければならない」と言って出口を探しながら廊下を歩き回ります。徘徊行動の根底には、誤ったナビゲーション能力、退屈、不安が存在することがあります[3]。

　大人になって、「何だったっけ？」と時折他者に尋ね、教えてもらってから「そうだった」と思い出すのは加齢によるものですが、回答を受けたのに何度も何度

も同じことを繰り返し尋ねるのは、認知症の行動症状になります。

2 ● 行動・心理症状かどうかの判断：事例紹介

筆者の相談事例を紹介します。健康相談の場に「認知症ではないか」と心配して来場された85歳の男性Aさんは靴職人です。Aさんは、靴の注文2件の納期を忘れたり、新規顧客の電話番号を間違えたりといったエピソードを詳しく語りました。また、靴づくりに時間がかかるようになったことや、皮の貼り付けがうまくできなくなったなどの変化もあるということでした。このケースは、自分から相談に来ていること、過去のエピソードを詳しく覚えていること、食欲もありよく眠れていることから、認知症やうつ病ではなく、年相応の不安であると考えました。

一方、健康に自信があった男性Bさんはお葬式に行きました。記帳は縦書きするのが一般的ですが、横に書き始めたBさんを同伴していた妻が注意すると、Bさんは大勢の人前で激怒したというのです。妻は少し前から夫が勤務途中の時間に帰ってきたり、アンパンばかり食べたりなど、何か変だなと感じており、この記帳の件で「もしかしたら認知症かも」と考えたそうです。

受診の結果、前頭側頭型認知症でした。認知症による行動・心理症状は専門医の受診が必要となります。受診し認知症と診断されると、家族の多くはショックを受けますが、このケースでは原因がはっきりして、妻はほっとしたとのことでした。すぐに社会制度や社会資源の活用を始めました。

3 ● 代表的な行動症状とケアの要点

1 徘徊

徘徊は目的なしに歩き回る行動を言います。周りの人からは意味もなく歩き回る行動は異常なものに見えます。しかし、ここで注意すべきところは、他者からは目的がないように見えても、本人には目的があるかもしれないということです。

例えば、急な入院で病室に連れて来られた患者が、「家に帰る」と言って廊下を歩き続ける行動（徘徊）をとる場合には、見当識障害と不安が根底にあると考えられます。そのような場合は、患者がどこにいるのかわかるように、場所や日時などを明記した紙を本人の目につく場所に、本人の注意を引く工夫（文字や背景の色のコントラストなど）をした上で貼ると効果的です。

ほかにも、「トイレに行きたいのかもしれないと考えたなら、一緒に歩いてトイ

レに行く（トイレでなくても一緒に歩くことに価値があります）」「お腹がすいてじっとしていられないようなら、お菓子を提供する」「夕方になりそわそわして病室から出ていこうとする場合は、余計に目をかける」といったように、そのときそのときの対応をとることで、心配事が少なくなっていくと、徘徊は徐々におさまっていきます。

夜間の徘徊の場合、昼間の本人と違う様相（イライラして落ち着かない、目線が合わないなど）がみられたら、夜間せん妄を考えます。適切な睡眠を促すために薬剤を使用し、ぐっすりと眠れば夜間の徘徊はおさまることが多いです。

また、興奮して頻回に外出を試みる例では、すべてのスタッフにその患者の動向を知らせ、見守りを強化し、必要に応じて病棟の出入口に監視システムを付けることも検討します。万が一に備えて、交通事故予防の反射板を服に縫い付けておくことや、最寄りの警察に情報を伝えておくことも有効です。

筆者が経験した事例を紹介します。認知症をもつ高齢入院患者Cさん。廊下を歩き回っていましたが、外来患者に紛れて、病院から出たところを保護されました。職員が集まり、無理やり車いすに乗せて病室に戻りましたが、たまたま付き添っていた筆者に、Cさんは「ごめんよ。でも、痛いことをされるから、ここは嫌なんだよ」と言いました。本人の訴えのように痛いと認識される出来事があるのだろうかと、原因・背景の探索をしたところ、毎日行われる血糖検査とインスリン注射が「痛いこと」であるとわかりました。すぐに主治医に伝え、インスリン摂取を経口薬に替えたところ、徘徊や病棟から出ていこうとする行動もおさまり、病室に落ち着いていられることが多くなりました。

② 焦燥

焦りやイライラで、その場にそぐわない発言をしたり、大声を出したりする行動は焦燥です。

Dさんは、看護師の手を握ったまま放さず、「早くはやく」「やめてよ」と険しい表情で大きな声を出しています。急な入院のため、自分がどこにいて、何をされるのかわからず強い不安があることが考えられました。そこで、穏やかな雰囲気の看護助手にDさんの手を握ってもらい、しばらく話相手をしてもらいました。加えて、病棟内を一緒に歩きながら案内をしてもらいました。説明をしながら病棟を2周回ってもらったところ、Dさんは手を放して「ありがとう」と落ち着いた表情になりました。焦燥の裏には、どうしたらよいのかわからないという強い不安が隠れています。

③ 攻撃性

　認知症の人は怒りのコントロールがうまくできず、看護師に手をあげたり、暴言を吐いたりすることがあります。そんなとき、同じように怒って相手を説き伏せようとしても効果はありません。冷静になって「なるほど、おっしゃるとおりですね」と相手のことを受け止めます。それでおさまらない場合は、怒りの元になった何かを「確認してきますね」と言い、その場からいったん離れます。

　あるいは、ほかの人に対応を代わってもらうのもよいでしょう。なおも暴力や暴言が止まらないようなら、看護師長などの管理職や主治医から冷静な声で注意してもらうとおさまることが多いです。

　日頃からその人の怒りのスイッチを入れないようにすることがポイントです。認知症の人は失敗も多く、常に自尊心を傷つけられています。ちょっとした失敗でも、その現場を見られようものなら、ばかにされたと被害妄想を抱きます。また、しばらく関心を寄せないでいると、相手にされない、無視されていると気を悪くします。これらの積み重ねが、攻撃的な行動に発展していきます。よって、日頃から意識した丁寧な声かけや態度が大切になります。

④ 介護への抵抗

　基本的に認知症の人は体調が思わしくないことが多く、それを周囲にどう伝えてよいかわからない状態です。少しの体調変化が、ドミノ倒しのように生活全体に影響を与え、身近な介護者の介護に抵抗を示すことがあります。

　看護師や介護職員は決められた時間内に複数の患者の処置をする必要から、ときには少し強引に食事介助やオムツ交換、体位変換などをすることがあります。まずは、本人の体調を確認して、ケアや処置をしてよいか声をかけます。特に認知症高齢者の場合、声かけが相手に伝わっておらず、誤解や不信を生むことがあります。

　また常に、よく眠れているか、食べられているか、水分の不足はないか、排尿排便はあるかなど、体調をよく観察します。「今日は体調が悪そうだから、いつもより配慮しないといけないな」という意識も大切です。

　ケアや処置は、本人の注意をこちらに向けてから実施します。そのため、あいさつをし、軽い話をしながら、体調や機嫌を観察し、処置の用具などを見せ、これから行うことに心の準備をしてもらいましょう。処置の前に「協力をお願いします」と声をかけ、処置が終わったら協力してもらったことに対して「ありがとうございます」と感謝の気持ちを伝えます。

処置のために無理やり腕をつかんだり、無言でベッドのカーテンを開け、オムツ交換を始めたりすれば、恐怖から抵抗したくもなります。オムツに伸びた看護師の手を払うその動作が問題行動として表れるのです。これは認知症の有無にかかわらず、誰もが感じる恐怖や不安・不信として理解すべきです。それだからこそ、きちんと説明をして、処置中も声かけを忘れず、不快な処置は手早く、そのあとに心地よいケア（洗浄や手浴など）を提供することが大切です。快の気持ちが残るようにして、「ありがとうございました」の言葉で締めくくります。

「さっき言いましたよね」「何回言ったらわかるんですか」などの声かけは相手を怒らせる要因です。認知症の人は記憶に留めておけないから何度も確認して不安を拭おうとします。それを看護師から疎まれたら、認知症の人はその看護師に「意地悪な人」「威圧的な人」というレッテルを貼ることでしょう。

「どうして、そんなことをするのですか」「何をやりたいのですか」という発言もよくありません。説明のうまくできない相手を問い詰めることは逃げ道を奪ってしまうことにつながります。私たちの何気ない言葉や態度が原因で、自ら介護への抵抗を生み出しているかもしれないことを認識しておくべきです。視点取得（第1章-5、p.38）で相手の立場から、どう受け止められているかを考え、誤解のない対応を心がけましょう。

4 ● 代表的な心理症状とケアの要点

① 妄想

妄想は現実とは違うことを信じて、修正できない状況です。妄想には、物盗られ妄想（例：「財布を盗られた」）、被害妄想（例：「邪魔者にされている」「見張られている」）、嫉妬妄想（例：「夫が浮気している」）、いじめられ妄想（例：「嫁が私に意地悪する」「ご飯を食べさせてくれない」）などがあります。

「物がない」と騒ぐのは、物を置いた場所を忘れ、目の前に見えないことに不安を感じてのことです。また、物をなくしたことを、他人のせいにして自分を保持しようとしている姿でもあります。本人が大切にしている物は目につくわかりやすい場所に置いてあげることがポイントになります。

被害妄想や嫉妬妄想、いじめられ妄想は、周囲の理解が得られず、馴染めないことに焦燥感が生じ、自分は捨てられてしまうかもしれないという強い不安が根底にあります。本人に声かけを行い、教えを乞うたり、頼ってみたりして、かけがえのない存在であるということを伝え続けていくことが大切です。

② 誤認

　誤認の中でよくみられるのは、人物誤認です。人物誤認は、ある人を違う人と認識し、人違いであることを修正しようとしないことです。認知症の人は、若い看護師を自分の娘と思い込み声をかけたり、ベテラン看護師を「お母さん」と信じたりします。人違いであることをいくら説明しても、認識、修正できないのです。認知症の人がもつ記憶障害や思考の障害（訂正不可能な誤った考え）、孤独感から、身近な人が誰だかわからなくなります。看護師の何気ないしぐさや声かけが娘や母親の面影を思い起こし、そのような誤認につながるのかもしれません。そうであれば、否定や訂正をするのではなく、認知症の人の目に親切な人、やさしい人と映るように対応をすればよいと考えます。

　筆者がある施設を訪ねたときのことです。一人の女性の利用者が、筆者に同行していた女性に対して「あら、Eちゃんじゃないの」と声をかけてきました。どうも同級生と間違えたようです。そのとき、同行女性は「違いますよ」と否定しました。すると一瞬、利用者は悲しそうな顔をしました。後日、再訪問した筆者を見て、その利用者は「Eちゃん、久しぶりだね」と声をかけてきました。とっさに筆者は「Eさんは美しい方なんでしょ？　美人のお友達に間違えられてうれしいです」と応えたところ、「あなたのほうが美人よ」とナイスな一言です。筆者もうれしくなり二人でハグしました。そのときの、その利用者の満面の笑みが忘れられません。ユーモアで対応することも、ときには必要です。

　人物誤認は孤独が根底にあると認識することです。必要なのは「人と人とのかかわり」です。

③ 幻覚

　幻覚は、他者からは捉えられない「本人だけに感じられる幻の知覚」[4] です。本人だけに見えるのは幻視、本人だけに聞こえるのは幻聴、におうのは幻臭、触れた感じがするのは幻触です。

　幻視は後頭葉の病変で生じやすく、レビー小体型認知症では後頭葉の血流や代謝機能が低下しているため、よく幻視が出現します。視覚認知の歪みから、カーテンが人影に見える、模様が虫に見える、杖は蛇のように見える、といった幻視が生じます。特にレビー小体型認知症の幻視はリアルなもの（例：病室で子供たちが遊んでいる）が多いです。見間違いレベルの幻視に対しては、間違えそうなものを周りから取り除いておくことが有効です。

　本人が固持するリアルな幻視には、「私には見えませんが（見えないことは事実

なので言ってもよい）、Fさんもお困りのようですから、お帰りいただきましょう」と、否定せずに手で払うなど、さらりと対応します。あるいは「リハビリの時間ですよ」と、自然な流れでその場から離れるようにします。また、本人が困っていない幻視には、それも生活の一部として温かく見守りましょう。

④ 不安

　人間は誰もが不安をもって生きています。特に日本人は、不安に陥りやすいようです。若い頃から老後の生活が不安で、貯金をしたり、民間の介護保険に加入したりする人も多くいます。高齢者なら、なおさら健康や介護に不安をもっています。

　認知症になり、場所や時間、人がわからなくなると、不安は行動・心理症状のレベルに達します。何度も「ここはどこですか、家に帰りたい」と言ったり、どうしたらよいかわからず、うろうろしたり（他者からは徘徊に見える）といった行動が生じます。これらは認知症の初期に多くみられ、同じ言動を何度も繰り返すため、介護者は疲れ果ててしまいます。

　このような場合、繰り返す言動の中から、本人が何を不安に感じているのか、視点取得で考えるようにします。

　例えば、勤めていた職場の話を繰り返す認知症の人がいたとします。その人の不安は「私は部長にまでなり、部下がたくさんいた。でも今、自分のことがわからなくなってきた。どうしたらよいのか」というものです。このような場合、本人を敬いながら「Gさんの会社はどんな会社だったのですか」と、Gさんが輝いていた時代の話を聴いて「Gさん、一生懸命されていたのですね。今度は私たちにお任せください」と声をかけ、気を配るようにします。

　ほかにも、同じ言葉が繰り返された場合、本人に興味のある物（風景や花の写真、お人形など）、懐かしい物（お手玉やけん玉など）を出して、話題を切り替えることも有効です。

　私たちは疲れたり気分転換をしたいときに、お茶やお菓子を口にします。一般的に、病院の患者や施設の入所者には、決められた時間以外には食べ物や飲み物は提供されません。そのような環境が認知症の人の不安やイライラの原因になることがあります。治療の場である病院では時間の管理が必要となりますが、施設などでは、時間にこだわり過ぎず「お茶にしましょうか」というように、職員も一緒にお茶やお菓子をとれるような、臨機応変な対応が望まれます。施設によっては、バナナやクッキーなどを利用者の共同スペースに置いているところもあるようです。

⑤ 抑うつ

　抑うつとは、気分の落ち込みや憂うつな心の状態を言います。特に脳血管性認知症では自発性がなくなり、抑うつ症状がみられます。朝なかなか起きない、着替えないなどの動作の鈍化、暗い表情、リハビリ拒否などの意欲低下が生じます。それらは特に手を煩わす症状ではないため、見逃されがちです。

　ある認知症の人の抑うつの原因が、脳梗塞再発で入院したための環境変化だとします。その場合、馴染みになった職員が声かけをしながらリハビリなどを進めていくうちに、抑うつ状態が改善されることもあります。孤独感や疎外感が伴う抑うつであれば、それらを感じさせないように声かけを行い、いつも誰かがそばにいて、安心して生活や治療に取り組めることを本人に伝えていきます。それでも改善されない場合には、医師と相談して抗うつ薬も検討するようにします。

⑥ アパシー

　アパシーは認知症の人に多くみられる行動・心理症状です。アパシーとは、興味と意欲の欠如を指しますが、うつ病の「抑うつ」とは違います。うつ病のように悲観や苦悩はみられず、常に無表情で、何事にも関心を示さず、自発性が低下した状態です。

　看護職や介護職からみれば、手がかからないため問題として捉えられることも少なく、放置されることが多いです。反対にリハビリ職からすると、一向にリハビリが進まないため、アパシーは厄介な状態として捉えられる傾向にあります。アパシーを放置すると、どんどん残存機能が低下していきます。そのため、規則正しい生活の中で機能低下を防ぐことが重要になります。本人に関心を寄せ、声をかけ、さりげなく自発性を促していくかかわりを心がけましょう。

5 ● 行動・心理症状のQ&A

　ここでは、ケアの現場から寄せられた行動・心理症状に関連する相談をQ&A形式で取り上げます。

Q1　認知症と診断を受けた患者にドネペジルが処方されました。また、イライラして怒りっぽいため抑肝散が追加処方されました。しかし、その後食事をあまり食べなくなり、元気がなくなってしまいました。

A1　睡眠や便秘、痛み、かゆみ、発熱といった症状はありませんか。環境の変化はありませんか。もし、それらがない場合、まず考えられるのは薬剤の影響で

す。ドネペジルには易怒性だけでなく、食欲低下の副作用があります。抑肝散も食欲低下の副作用をもちます。医師に相談して薬剤の減薬、作用機序の異なるメマンチンへの変更なども検討してもらいましょう。

Q2 何も食べようとせず、食事を口に寄せると手で払いのける利用者にはどう対応したらよいでしょうか？

A2 ケア提供者はどうしても決まった時間に全量食べてもらおうと急かしたり、無理強いしたりする傾向にあります。基本は、好きなときに好きなものを食べられる量だけ食べてもらうことです。温め直したり、盛り付けや食器に工夫をこらしたりしてもよいでしょう。認知症の末期は嚥下障害で食べることも難しくなります。この場合、栄養をしっかりとるというより、本人が楽しむQOLを重視する食事を考えましょう。

ある施設では、レクリエーションを兼ねてうどん打ちをすると、利用者は自分たちで打ったうどんをペロリと平らげました。目の前で握られたお寿司も完食です。病棟では、本人にゼリーをお皿に盛り付けてもらったり、お椀のふたを開けてもらったりなど、食べる前の演出（食事の認知）を工夫してみるのも一計です。

Q3 認知症の人が何度も食事をねだって、「食べていない」と激怒する場合はどうしたらよいですか？

A3 食事の時間外に食事を求められると、「もう少しでご飯ですから、待ってください」と対応することが多いですね。待てないのが認知症の人の特徴です。少し待つという感覚もわかりません。

認知症の人の心の根底にある不安は「食べ物がない」「安心できる居場所がない」というものです。ですから、食事を求められたらバナナなどの果物を食べてもらうようにしたらよいでしょう。そして、その人に関心を寄せて「ここは安心できる場所であること」を伝えていきます。

食事の時間まで待ってもらう場合は、丁寧な接し方でお願いします。配膳時には真っ先に食事を提供して、待ってもらったことに感謝の言葉を伝えます。

Q4 何度注意しても椅子から立ち上がり、落ち着きがない状態に困っています。転倒の恐れもあるので不安です。

A4 どうして椅子から立ち上がるのか、その理由を想像しましょう。トイレに行きたいのかもしれません。そのような場合は「トイレですか」と尋ねて、トイレ誘導すれば問題解決です。

また、じっと椅子に座っていられないのは、腰痛の可能性も考えらえます。その人はどのくらい長い時間、椅子に座らされているのでしょうか。座位がつらくて横になりたいのかもしれません。あるいは、隣りの人と相性が合わず、離れたいのかもしれません。立ち上がろうとして、落ち着きがないことには理由があるはずです。「危ないから座っていてください」の一点張りのケアではなく、原因を探究してください。

Q5 いくら注意してもベッド上でごそごそ動き、ベッドからの転倒が心配な患者がいます。また、勝手に部屋から出て行ってしまいます。

A5 ベッドに馴染めないのですね。排尿や空腹など、気になることがある可能性もあります。トイレ誘導を行う、お茶を飲んでリラックスしてもらうなどの対応が考えられます。万一、ベッドから転落してもケガがないように、ベッドを低床にして、ベッドの下にはマットレスを敷いておく工夫も必要です（身体拘束につなげない工夫）。

また、認知症の人は、自分のいる場所がわからず、ごそごそと動くことがあります。そのような場合、場所を示す張り紙を部屋に貼っておくのも効果的です。言葉で伝えるだけでなく、身振りや手振り、表情などの非言語的手段、実物提示、文字、写真などの媒体も活用するとよいです。

Q6 他人のベッドに入ったり、物を勝手に持ち出したりする利用者に困っています。

A6 病棟でも施設でも同じベッドが並んでいて、認知症の人は自分の寝床がわからなくなります。他の人のベッドと区別するため、目印として、色や柄のはっきりとしたバスタオルを、シーツの上に敷くといった工夫をしましょう。ベッドサイドにその人の馴染みの物を置いてもよいです。

筆者が経験した事例を紹介します。認知症の女性Hさんは、寝たきりの女性患者のベッドばかり選んで、その患者の横に並んで寝てしまう行動がみられました。おまけに、ベッドサイドに置いてある物を持ち出すこともありました。

Hさんの根底には、知らない環境にいる不安、誰かのそばにいたい、ぬくもりを感じていたいというニーズがあります。寂しくないように頻回に声をかける、目を配っていく、といった対応が必要となります。筆者が提案した策はお人形を預かってもらうことです。2体のお人形から1体を選んでもらうことにしましたが、Hさんは「かわいそうだから」と言って、2体とも自分のベッドに入れました。お人形をあやす姿に、職員は子育てをされていた頃のHさんの姿を見ることができました。それをきっかけに、看護師は子育ての話や人形の

話を積極的にするようになり、それ以降Hさんは自分のベッドで寝ることができるようになりました。もちろん、他人の物を持ち出すこともなくなりました。

6 ● 行動・心理症状は悪いものか？

何度も同じ訴えをする、不満を態度で示す、といった行動・心理症状の表出は、本人にとっては止むに止まれぬことかもしれません。しかし、役割とはいえ、特定の職員がそれを常に受け止めるのではその職員も疲弊してしまいます。交代で対応するなど負担やストレスを軽減させ、行動・心理症状に対する職員の精神的安定確保も重要です。

いつも憎まれ口を言っていた女性Iさんの事例です。Iさんの発言について、職員が精神科の医師に相談すると、安定剤が処方されました。その後、Iさんは大人しくなり、職員の手を煩わすことも減り、誰もが内心ほっとしました。しかし、ある一人の職員から、「悪たれ（憎まれ口）をきくIさんのほうがIさんらしいわ。悪たれの中にも、ごもっともと納得するものもあったよね」という一言が出ました。その一言がきっかけで、あらためてIさんに関するカンファレンスが開催され、Iさんの安定剤は服用中止となりました。認知症の人は前頭葉機能の低下から、他人に配慮することができず、思ったまま、つい憎まれ口をきいてしまいます。でも、受け取り方次第です。認知症の人は、言い換えれば正直な本音で付き合える人でもあります。姉御肌のIさんに対しては、職員は注意するばかりではなく、Iさんを頼り、お願いごとをするようにしました。Iさんの憎まれ口は変わりませんでしたが、あるとき憎まれ口をついた後、「いつもごめんなさいね」と謝ったそうです。職員は涙を流して、Iさんの憎まれ口に笑ってしまったそうです。

行動・心理症状は悪いと決めつけるのではなく、表出してよいもので、それが許される環境や人的ゆとりも必要だと感じました。

＊ 引用文献
1）内田陽子編著：在宅と病院をつなぐ認知症対応力アップマニュアル，照林社，p.10，2020.
2）国際老年精神医学会著／日本老年精神医学会監訳：認知症の行動と心理症状BPSD 第2版，アルタ出版，p.45，2013.
3）前掲2）
4）山崎英樹：認知症ケアの知好楽 神経心理学からスピリチュアルケアまで，雲母書房，p.110，2011.

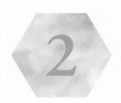

2 せん妄を合併した際のケア

小池　彩乃

1 ● 認知症にプラスされるせん妄

　せん妄と認知症は病態が異なります。せん妄は意識障害であり、認知症は意識障害ではありません。せん妄は急激に発症しますが、認知症は徐々に発症します。しかし、しばしば両者は合併することがあります。また、せん妄をたびたび発症する人は認知症になりやすく、認知症の人は容易にせん妄を発症します。

　認知症の人が入院すると、各疾患による身体の急激な変調や環境の変化でせん妄を発症することがあります。目が血走っていて興奮したり、点滴を抜いたり、つじつまの合わないことを叫んだりするのはせん妄の症状です。通常、治療の経過とともにせん妄の症状は軽減していきます。

　しかし、いつまでも悲壮な表情で「ここはどこ？」と何度も繰り返して尋ね、ソワソワして病棟内を歩き回っているのは行動・心理症状になります。行動・心理症状はせん妄に比べて経過は長くなります。せん妄か行動・心理症状か、鑑別は難しいですが、それぞれの特徴を理解して対応することが重要です。

2 ● 認知症高齢者のせん妄の特徴

　病棟看護師からは「やっぱりせん妄になってしまった」「患者さんが点滴を抜いてしまって困る」という声がたびたび聞かれます。認知症のない人でも高齢になると身体や脳の機能の予備力が低下してくるため、疾患の発症、治療、環境の変化などによりせん妄を発症しやすくなります。特に認知症高齢者は、意識が障害されることで体調変化を訴えられなくなり、せん妄を合併しても見逃されやすく、気づいたときには悪化していることも少なくありません。

　ここでは、認知症の人でも「せん妄を発症させない」「発症しても早期に改善できる」と、自信をもってケアに取り組めるよう、入院初期から対応できるせん妄予防や早期発見の方法について解説します。

① せん妄は過活動型・低活動型・混合型の3種類をおさえよう

　せん妄は、過活動型と低活動型の2つのタイプがあり、この2つを併せ持つ混合型の計3種類が存在します[1]。この発生率は混合型52％、低活動型19％、過活動型15％、その他14％と言われています[2]。普段私たちは過活動状態になってしまう、いわゆる"困った患者さん"ばかりに注意が向きがちですが、実は低活動型や混合型もあるのです。特に低活動型せん妄は"おとなしくて手がかからない患者"として見逃されやすいため、意識して観察する必要があります。

　例えば臨床症状としてうつ病と同じような活動量の減少や、動作の緩慢さなどに加えて、認知機能障害や昼夜逆転などの睡眠障害が1～2日ほどの短期間で急激に生じ、日内変動がある場合は低活動型せん妄を疑いましょう。また、混合型ではおとなしい状態から急に活動が活発になるため要注意です。

② せん妄の発見方法─早期発見とせん妄因子別にみた対策がカギ

　認知症患者は入院により、「記銘力低下・失見当識・興奮・易怒性」「日内変動のある意識障害」などが現れ、容易にせん妄を併発します。せん妄の要因には、認知症に加えて脳血管性疾患や心筋梗塞、呼吸不全、感染症などの急激な体調変化、睡眠障害、手術、ICUなどの特殊な環境があります。

　また、せん妄の予兆を示すサインには、①ルート類を何度も触ったり、視線を合わせられずキョロキョロして落ち着かない、②何度も同じことを言ったり、話のまとまりがなくなったりする、③夕方になると家に帰りたいと訴える、④日中は穏やかなのに夕方になると突然怒り出す、などが見受けられます。

　「入院したら急に認知症が進んでしまった」と驚く家族もいますが、これはせん妄と行動・心理症状が混在している可能性が高いです。せん妄は治療やケアによって改善するため、まずはせん妄への対応を行って、症状を落ち着かせることが必要です。せん妄の発症要因は、準備因子・直接因子・促進因子に分類されます（表4-2-1）。入院直後からせん妄因子を洗い出し、因子が1つでもあればせん妄が発症しやすいと判断して早期からせん妄に備えましょう。

③ せん妄ハイリスク患者ケア加算──チェックリストの活用でせん妄予防

　早期にせん妄を発見するためには、リスク因子をチェックする評価ツールが有効です。2020（令和2）年度の診療報酬改定では「せん妄ハイリスク患者ケア加算」

表4-2-1　せん妄発症の3因子とケア

準備因子	直接因子	促進因子
〔年齢、基礎疾患など〕 ● 高齢・認知症 ● 脳の器質的変化（脳梗塞・脳出血、頭部外傷、脳腫瘍） ● せん妄の既往 ● アルコール大量摂取	〔身体疾患・薬剤〕 ● 電解質異常（脱水） ● 代謝性疾患（腎不全、低ナトリウム血症） ● 感染症（敗血症・肺炎・尿路感染） ● 循環不全（心不全） ● 手術侵襲 ● アルコール離脱 ● 低酸素 ● 睡眠薬の使用（抗コリン薬、ベンゾジアゼピン系薬剤、抗うつ剤、オピオイド系薬剤）	〔日内リズム、ストレス、不快な症状など〕 ● 入院による慣れない環境（部屋の変化、騒音、ドレーン類の違和感、感覚遮断） ● ICU/HCUの環境 ● 睡眠・覚醒リズムの変化 ● 身体拘束など
【看護師によるケア介入】 ● アナムネーゼ聴取時、家族・施設スタッフに日常生活を確認 ● 趣味やよく見るテレビ・本などの情報を入手 ● 前回入院時のせん妄の有無を確認	【看護師によるケア介入】 ● 身体症状の悪化を予防（水分量を把握して脱水を防ぐ・疼痛管理を行うなど） ● せん妄になりやすい薬の内容をチェック→医師や薬剤師など多職種で対策を検討	【看護師によるケア介入】 ここぞ看護師の腕の見せどころ！ 周囲の環境を整えよう！ ①見当識を保つカレンダー・時計を設置 ②写真や自宅で使用していた枕や毛布を使用して家にいるような安心できる環境づくり ③生活リズムを整える ・好きなテレビ番組/動画の視聴 ・新聞/雑誌を読む ・消灯/起床の時間を合わせる

が新設されました。これは、急性期医療を担う医療機関の一般病棟において、すべての入院患者に対してせん妄リスク因子の確認を行い、ハイリスク患者に対してせん妄対策を実施した場合に算定できます[3]。これより先行して2016（平成28）年度には「認知症ケア加算」が新設されています。今後は認知症とせん妄を両立させた適切なアセスメントとケアが求められます。参考として「せん妄ハイリスク患者スクリーニングシート」（表4-2-2）とその活用事例を示します。

【事例：80歳代の女性A氏、心不全増悪】

　体重増加と全身の浮腫、呼吸困難により入院となった。持参薬はアムロジピン、ガスター、エチゾラム、ブロチゾラム。A氏は病棟に来ると「ここどこ？」と不安そうな表情をしていた。数時間後、点滴を抜き、酸素マスク、心電図モニターも外してしまった。

〈STEP1〉

　A氏の担当となった看護師はスクリーニングシートにそって、せん妄のリスク因子を確認。「70歳以上」「リスクとなる薬剤の使用」「認知症」「せん妄の既往」に

表4-2-2　せん妄ハイリスク患者スクリーニングシート

〈STEP1〉せん妄リスク因子の確認
□ 70歳以上　　□ 脳器質的障害　　□ 認知症
□ アルコール多飲　　□ せん妄の既往
□ リスクとなる薬剤（特にベンゾジアゼピン系薬剤）の使用
□ 全身麻酔を必要とする手術後またはその予定があること

＊認知症（行動・心理症状）のリスク因子も併せて確認＊
□ 入院前に認知症と診断されているか
□ 入院前から認知症高齢者の生活自立度が低いかどうか
□ 高年齢（認知症の診断がなくても認知機能低下のリスクは高い）
□ 生活に支障が生じている

□ 該当なし

⬇

〈STEP2〉リスク因子に1項目以上該当する場合は、以下の対応を実施
ハイリスク患者に対する対策
□ 認知機能低下に対する介入（カレンダー・時計を使用した見当識の維持）
□ 脱水の治療・予防（適切な補液と水分摂取）
□ リスクとなる薬剤（特にベンゾジアゼピン系薬剤）の漸減・中止
□ 早期離床の取り組み
□ 疼痛管理の強化（鎮痛剤・痛みの客観的評価の併用）
□ 適切な睡眠管理（非薬物的な入眠の促進など）
□ 本人及び家族へのせん妄、行動・心理症状に関する情報提供

⬇

〈STEP 3〉せん妄のハイリスク患者については、せん妄対策を実施した上で、定期的にせ
ん妄の有無を確認し、早期発見に努める

加え、行動・心理症状のリスク因子として、「認知症高齢者の生活自立度Ⅲ」「生活に支障が生じている」の6項目が該当することから、せん妄ハイリスクと判断し、STEP2へ。

〈STEP2〉
　認知症ケアチームに介入依頼を行った。認知症ケアチームからは「家族に日常の様子について話を聞いてほしい」と依頼があり、A氏の長女から、以下の情報収集を行った。
● 「最近認知症かも？」と思うことがある
● 前回入院時も夜大騒ぎをして点滴を抜いてしまった
● 今は普段よりもそわそわしている
● 野菜づくりが趣味、カラオケが好き
　家族からの情報も踏まえ、認知症ケアチームから、せん妄予防のためのケア方

法について看護師にアドバイスがあった。認知機能低下に対する介入としては、時計・カレンダーを設置して見当識を助ける、早期離床の取り組みには、日中は離床して一緒に歌を歌う・野菜に関する本を読む、などを実施した。

認知症ケアチームの回診では、精神科医師と主治医でリスクとなる薬剤の漸減・中止について検討した（ガスターはネキシウムに変更、エチゾラム・ブロチゾラムはベンゾジアゼピン系薬剤のため中止）。

〈STEP3〉

毎日の病棟カンファレンスで、せん妄ケアとその評価について検討した。認知症ケアチームの回診時、せん妄症状やケア方法について多職種（医師・看護師・作業療法士・社会福祉士）で話し合い、改善を確認した。

3 ● せん妄ケアの実際

❶ せん妄ケアの基本―まずは全身状態を安定させよう

高齢患者は生理的予備能の低下から、比較的軽度の身体的変調であってもせん妄を発症させます。例えば「水を飲むとトイレに行きたくなっちゃうから、飲まないようにしてるんだよ」と、頻尿の不安や迷惑をかけたくない思いから水分を控え、脱水に陥ります。特に、認知症の人は脱水から容易に行動・心理症状が悪化し、併せてせん妄をきたします。水分を摂取したことを忘れてしまうこともあるので、飲みたいと感じたときに飲めるよう手の届く場所にコップやペットボトルなどを準備しておくとよいでしょう。

また、術前から行動・心理症状が生じていた場合、術後せん妄になりやすいため疼痛コントロールは特に大切です。易怒性・興奮・大声などの症状が出現した場合、原因の1つとして痛みの増強が考えられます。表情や行動、バイタルサインなどの変化を観察し、痛みの評価スケール（日本版アビー痛みスケールなど）を活用して早期に痛みを評価・軽減させることが重要です。

❷ 薬剤を正しく使って、夜間眠れる生活へ

認知症の人は入院すると睡眠障害からせん妄を発症する傾向があり、睡眠導入剤や抗精神病薬を処方されることがあります。しかし、加齢変化により、肝臓・腎臓の機能低下が認められやすく、薬剤の効果が強く出る恐れや、効果が持続する持ち越し現象が予測されます。また、認知症の人は、自分自身の身体的変調に気づかない場合や症状を訴えることが難しい場合があります。そのため薬剤投与

表4-2-3　薬物療法開始後の観察ポイント

効き過ぎたときの徴候

- 朝の覚醒が悪く、朝食摂取できない
- 活気がなく、リハビリに取り組めない
- 日中の傾眠傾向
- ADLの低下（内服前はできていたことが、できなくなった）
- 昼過ぎあたりから活動的になる
- 発語が少なくなった・表情が乏しい
- 食事でむせることが増え、誤嚥性肺炎になった

◎「いつもと違う」を早期発見することが重要

後、看護師は注意して観察を行い（表4-2-3）、異常時にはすみやかに医師へ報告、薬剤の中止・変更の検討を依頼することも大切な役割です。

③ 睡眠と活動のリズムを整える

　生活リズムの崩れはせん妄を発症させる引き金の1つです。病院では治療優先となるため、生活に制約が生じます。家族から普段の生活について情報を得て、可能な範囲で1日のスケジュールをその生活に合わせる工夫も必要です。

　また、日中の覚醒を促し、昼夜のリズムをつけることも大切なケアの1つとなります。一方で看護師は「何としてでも昼間に起きていてもらって、夜眠ってもらいたい」と、日中に覚醒や活動を促すために多くの看護介入を実施しがちです。特に、認知症の人にとっては理解が追いつかず、過活動で混乱を招いたり、身体的・精神的な疲労につながったりする恐れがあります。短時間の午睡を取り入れるなど身体症状や疲労感などを考慮して援助することも重要です。

④ 負担の少ない治療と家族への協力・支援

　急性期治療として必要な酸素吸入、持続的点滴、安静なども、認知症の人にとってはストレスとなり、行動・心理症状（帰宅願望など）の悪化やせん妄につながります。そのため、入院当初から負担の少ない（やさしい）治療方法を医師と看護師らは検討する必要があります（図4-2-1）。

　患者にとって家族は心強い存在です。家族が身近にいる安心感がせん妄や行動・心理症状の予防につながり、改善の一助にもなります。そして、家族や施設職員は、医療者の知らない情報をたくさん持っています。趣味や好み、昔の仕事、生活リズム、家での過ごし方、よく見ていたテレビ番組は何か、などの情報を加味した声かけや援助を行うと症状が緩和していきます。

　2022（令和4）年現在でも、新型コロナウイルス感染症の影響により面会禁止となっている病院は多く、家族に会えず「妻が全然会いにこない」と不安で落ち着

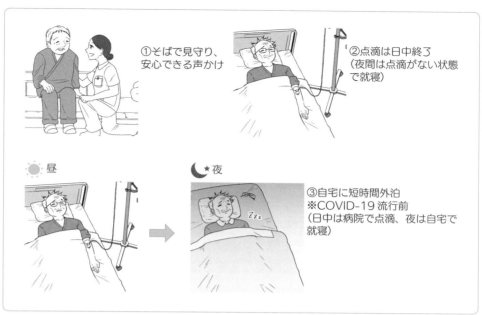

①そばで見守り、安心できる声かけ

②点滴は日中終了（夜間は点滴がない状態で就寝）

☀昼　🌙★夜

③自宅に短時間外泊
※COVID-19 流行前
（日中は病院で点滴、夜は自宅で就寝）

図4-2-1　負担の少ない治療・ケア方法の例

かなくなることがあります。認知症の人は面会禁止の理由を理解することが難しく、伝え方に困っているスタッフも少なくありません。そんなとき、認知症の人が生きてきた時代を振り返り、「今、スペイン風邪のような感染症が流行っているから面会できないんだよ」と説明すると、「あぁ、それは大変だね」と理解してくれる方もいます。電話で家族の声を聞くだけでも、気持ちが落ち着くことがあります。手紙のやりとりをつなぐ、家族の写真を持参してもらう、オンラインの面会を行うなど、現在可能なケア方法を工夫して取り入れていきましょう。

＊ 引用文献

1）David Meagher：Motor subtypes of delirium：Past, present and future, International Review of Psychiatry, 21, p.59-73, 2009.
2）B Liptzin, S.E. Levkoff：An empirical study of delirium subtypes, The British Journal of Psychiatry, 161, p.843-845, 1992.
3）厚生労働省：令和2年度診療報酬改定の概要（入院医療），厚生労働省ホームページ，2020.（https://www.mhlw.go.jp/content/12400000/000691039.pdf）

＊ 参考文献

・Donna M. Fick, Joseph V. Agostini, Sharon K. Inouye：Delirium Superimposed on Dementia：A Systematic Review, Journal of the American Geriatrics Society, 50（10），p.1723-1732, 2002.

3 身体疾患の治療を要する人への ケア

木村　陽子

　医療の現場ではこれまで、認知症やせん妄によって混乱を呈する患者に対しては、心身の安全を守るための治療が何よりも優先と考えられ、「そのためには押さえつけてでも治療を行うことは仕方がない」と捉えられてきたように思います。私たちはそのような医療に葛藤を抱き悩みながらも、認知症の人の尊厳を守る看護を模索してきました。

　安全に治療を受けるためには「身体拘束もやむを得ない」と考えられている現状にありますが、急性期病院の看護師は意識を変えることが必要です。

　無意識にもっている認知症の人に対する偏見や先入観と向き合い、急性期病院における認知症の人の経験を理解し、障害に配慮したケアを提供するためのポイントについて考えてみます。

1 ● 認知症の人のサインを見逃さない

1 認知機能障害に伴う不安や恐怖感に寄り添う

　入院する認知症の人の多くは、不安・混乱を感じています。それを適切な言葉や態度で表現できないために生じる恐怖感による反応や自己防衛の行動が、認知症の行動・心理症状と呼ばれるものです。認知症の行動・心理症状に医療者が戸惑い、不適切な対応がとられることによって患者はせん妄を発症する恐れもあります。

　発熱や腹痛、骨折などによる緊急入院や検査入院など、入院することによる環境変化や、十分に理解できないままに受ける医療・ケアは、認知症の人にとって大きなストレスとなります。

　入院後の看護記録では、検査や体に触れるような処置を実施するときに、「拒否・抵抗があった」「何人がかりで実施した」と、大人数を必要とした状況が強調されている記述を目にすることがあります。それよりも、視力や聴力に配慮して、現在の状況をわかりやすく説明し、納得してもらった上で治療や処置を行ったこ

とを記録できるようにしましょう。患者の体に触れるときは、必ず声をかけ、同意を得て、驚かせないように配慮しましょう。認知症でない人には自然に行われることが、高齢者や認知症の人には行われないことがあります。その点にも十分配慮が必要です。

　せん妄がみられるときには、ケアや処置を行う前に患者に声をかけて、意識や注意をこちらに向けてから協力を依頼しましょう。急に触れないこと、聞き取りやすい明瞭な声を心がけ、表情はにこやかに、やさしさを伝えるような態度を意識したいものです。

　認知症の人の多くは高齢者です。身体的な機能低下によってスムーズに動いたり考えたりできなくても、少し時間をかけて丁寧な説明を受けることで、認識できることもあります。

　特に、認知症の人はナースコールができないと思われがちですが、認知機能障害には個人差があります。訪室するたびに「いつでもこれで看護師を呼んでください」「このボタンで知らせてください」などと声をかけることで、ナースコールができるようになることも少なくありません。いつも、手元や見えるところにナースコールが設置されているか、訪室時にベッド周囲の環境を確認し、ひと声かけることが、認知症の人の不安や恐怖感を和らげ、行動・心理症状を緩和することにもつながります。

　認知症の人は、感情記憶が心に残ると言われています。ケアのときには「呼んでくれてありがとうございます」「さっぱりしてよかったですね」など、ポジティブな声かけを行うと心地よい感情となって伝わり、安心感を提供できます。

② 身体的な苦痛を緩和する

　疾患から生じる苦痛を緩和するために、患者の発するサインを丁寧に観察することが重要です。しばしば苦痛のサインは見逃されがちです。特に身体的な苦痛である疼痛は、見逃されがちな苦痛のサインの筆頭と言えます。

　例えば、整形外科病棟には、大腿骨頸部骨折など、手術を必要とする認知症の人が緊急入院しますが、鎮痛剤が処方されていないことがあります。認知症の進行度にもよりますが、人によってはじっと寝ていると痛そうにしないからかもしれません。

　一方で、ケアの際に大声を出し、大暴れするくらい拒否的な反応を示し、点滴や導尿の管を抜いてしまう人もいます。そのようなケースでは、管を抜かれないように行動を制限し、複数のスタッフで押さえてケアが行われることがあるかもしれません。

骨折の痛みに加え、認知症の人が言葉にしづらい身体的な苦痛が潜んでいる可能性があります。尿意や便意などもそうです。既往歴、入院前から内服している薬剤などを情報収集することも重要です。例えば、食欲がなく、食べられない患者をよく観察すると、実は、足の先端が腫れていて、偽痛風や蜂窩織炎などを発症していることがあります。また、いつも飲んでいる胃薬や、安定剤・睡眠導入剤などが、入院を機に中止されたことで、痛みや吐き気、気分不快、眠れないなど、何らかの苦痛が生じていることもあります。

　認知症でなくても生じる身体の変化を、認知症の人はどのように経験し、どのように苦痛に感じるかと想像し、それを緩和できるように医師や薬剤師、看護師間で検討しましょう。また、入院生活による安静は、さまざまな廃用症候群を引き起こします。身体的な苦痛を緩和できたら、活動の機会を促しましょう。ベッドで寝たきりにならないように、上半身を起こす・座るケア、ベッドから離れて立つ・歩くことを支えるケアを推進することが重要です。

　多くの看護師は、認知症の人の活動を支援するときに、転倒予防が念頭にくるため、「座っていてください」「一人で動かないでください」「転んでしまいますよ」という言葉をかけています。そのような看護師のリスク意識を、患者の回復の可能性を支持する意識に変換し「トイレまで歩いてみましょうか」「背もたれなしで座ってみましょう」「よくなってきましたね」など、肯定的な言葉をかけて活動を支援します。サポーティブなケアは、患者にもたらす影響が変わるだけでなく、看護師としてもうれしい気持ちになるはずです。

❸ 生理的な反応を考える ─フィジカルアセスメントと個別性のある看護

　入院すると、多くの患者はベッド上生活を余儀なくされます。疾患によっては自由にトイレに行くことができず、尿道留置カテーテルをつなげられるかもしれません。脱水を呈しているときには、水分補給も重要です。呼吸が不安的なときは酸素が投与されます。バイタルサインや血液検査・画像検査、生理的な反応などを基にアセスメントしながら、認知症の人の発するサインにも注意を払い、個別性に配慮した看護を実践しましょう。

　そのアセスメントには、次のようなものがあります。
① 「ベッドから降りようとしているが、トイレに行きたいのかもしれない。便は出ているか」
② 「酸素を何度も外してしまうが、喉が渇いているかもしれない」
③ 「尿の管は痛みを生じていないか。管を抜いてトイレでの排尿を試みてみよう

か」

④「禁飲食はいつまで続くのか」

⑤「点滴は口から水分補給できれば不要になるかもしれない」

⑥「頻脈の原因は何だろう。発熱か」

⑦「元気がないが、脈を触れたらずいぶん脈が少ない。いつも飲んでいる薬は継続されているのか。医師に報告してみよう」

⑧「血圧は高すぎないか、急に起きて血圧が下がることはないか」

　いくつか解説を補足すると、①については、看護師は医師の指示や安静度を常に気にしますが、ベッド上での排泄を強いるより、トイレで排泄したら気持ちよく眠りにつけることもあります。②では、喉が渇いたら、すぐに水分を摂取できる環境に整えておくことも大切です。このほか、必要な薬を拒否している場合には、少し時間を空けても支障がない場合もありますので、医師に相談して服薬の時間を検討しましょう。

　このような患者に起きている生理的な反応をアセスメントし、口腔ケアや栄養・水分補給、柔軟な排泄支援の実施、医師に報告した上で適切な薬剤を選択・使用することは、患者の苦痛を軽減すると同時に、治療効果を高める可能性もあります。なお、認知症の人が示すさまざまな反応には、個人差があります。フィジカルアセスメントを活用した上で、本人の希望や意思を尊重し、その人のニーズに合わせた支援を検討しましょう。

2 ● 本人・家族を含めた多職種チームでの情報共有と選択支援

　認知症の人の医療とケアを支えるためには、看護職だけでなく多職種との連携が大切です。多職種による支援の例を表4-3-1に示します。

表4-3-1　多職種による支援の例

医師	治療方針・内容に合意を得る、メリット・デメリットの説明
薬剤師	薬の作用・副作用、管理方法（内服・注射・その他）、飲み合わせ、多剤内服の調整
栄養士	疾患・身体状況と嗜好に合わせた食品の選択、栄養と水分補給について
公認心理士	認知機能障害の理解、特性に応じた心理的支援方法の提案
医療ソーシャルワーカー・精神保健福祉士	療養先の選択・費用、家族がいない場合の社会的な支援 地域での生活支援、介護保険などのサービス調整
在宅看護部門	往診医や訪問看護ステーションとの連携・調整
専門看護師・認定看護師	がん、糖尿病、慢性心不全、認知症、皮膚・排泄ケア、摂食嚥下障害、集中ケア、緩和ケアなど専門的な看護

多職種が従事する急性期医療では、根拠に基づく治療（EBM）を提供していますが、認知症の病歴や、患者の生活史はあまり重視されていません。認知症の確認が不十分な状況で、診療記録に「＃認知症」と書かれることもあります。専門医による認知症の診断があるのかどうか、認知症症状の実際、入院前の生活状況について、家族や友人・ケアマネジャーなどから、丁寧に情報を得ることが、入院中から退院後の生活を見据えた支援に役立ちます。

　身体疾患の治療を行う上では、多様な選択支援が求められます。「手術を行うのか、あるいは保存療法にするのか」といったことから、慢性疾患では栄養管理や服薬管理においても「その人がどう生きたいか、何を選択するか」によって医療・ケアを変える必要があります。入院時には、不眠やせん妄による混乱に備えて、医師から必要時の薬剤指示が出されます。しかし、一般的な薬剤の中には、高齢者や認知症の人に推奨されていないものもあるので注意が必要です。例えば当院では、ベンゾジアゼピン系の薬剤は、原則的に使用しないことになっています。認知症の行動・心理症状には、非薬物療法を優先する方針が明確化されています。当院では、このような不眠やせん妄に関連する薬剤のアルゴリズムを精神科リエゾンチームが作成しています。

　近年の新型コロナウイルス感染症などの感染性疾患への対策として、個室やカーテンによる隔離、防護用具を身につけた看護師による対応などで、認知症の人が心理的に不安定になることもあります。その時々で情報を多職種チームで共有し、最善の選択を支援することが、身体疾患の治療と同時に重要です。本人と家族への治療などの説明にはできるだけ同席し、受け止め方や理解を確認しましょう。治療の効果と希望する生活に戻るための課題について、家族を含めた多職種チームで考え、必要な支援をタイムリーに実践することが求められます。

　家族との面談の場面で、入院の初期から退院を見据えた支援を考えることに抵抗を示される場合があります。「入院したばかりで、そんなこと考えられない」「病院に何でもお願いしたい」「あまりつらいことは控えたい」など、戸惑いの言葉も聞かれます。入院や退院後の生活に漠然とした不安を抱えているのは本人だけでなく、家族も同様です。

　「疾患によって低下した機能はどの程度回復を期待できるのか」「目標とそのプロセスにある課題は何か」などについて、具体的な提案や助言を行うためには、入院前の生活状況の理解が大切です。同居者の有無、介護力、階段や寝室など自宅の構造・寝具、日中・夜間の過ごし方、金銭管理や食事・服薬についての情報と、本人が今回の入院をどのように感じているか、普段の健康に関する思いや希望も、本人や家族に確認しましょう。なお、筆者が勤務する東京都健康長寿医療センター（以下、当院）では認知症の総合アセスメントとして、DASC-21などを使用

した問診票などを活用しています。

3 • 倫理的感性を磨き、身体拘束は限りなく最小化を目指す

　身体拘束の最小化には、看護師の倫理的な感性とケアの工夫が欠かせません。やむを得ない身体拘束は、「切迫性・非代替性・一時性」という3つの原則に基づいてその必要性を判断します。また、複数の職員によって日々、解除に向けて話し合うことも重要です。急性期病院で行われる多くの身体拘束は、この原則と照らし合わせると、解除できる可能性が十分あり、本当に退院まで解除できないという対象はごくわずかだと考えています。

　「認知症の人の行動は予測できない」「突発的に行動する恐れがある」といった考え方を変えることから身体拘束の解除は始まります。前述した「認知症の人のサインを見逃さない」「不安や恐怖感に寄り添う」「生理的な反応から個別性のある看護を実践する」ことを心がけ、認知症の人の言葉や行動の意味を考えてみましょう。その上で、その人に合った療養環境を整えることで、ほとんどの身体拘束は解除できるはずです。

　無意識の偏見や先入観に敏感になり、看護師の発する言葉や看護記録の記載に配慮できると、「声出しあり」といったような表現は、大きな声で表現する何らかの苦痛であると捉えることができ、認知症の人の視点に立った、具体的な言葉で記載できるようになります。

　生理的な反応から個別性のある看護を意識すると、行動制限ではなく、生理的欲求を満たす支援に変わります。そのように看護師の意識や行動が変わると、認知症の人も安心でき、行動・心理症状が目立たなくなり、「いつもありがとうね」「よく頑張ってるね」「あなたも休みなさいね」など、逆にねぎらわれたり、やさしい言葉をかけてもらえたりすることもあります。

　身体拘束は決してケアや看護ではありません。それでも、せん妄が強いときなどに、やむなく選択せざるを得ない場合は、本人にも十分に説明し同意に努めます。また、実施する前に、本当に「切迫性・非代替性・一時性」の3原則に則っているか、他に替えがない行為なのかをよく検討しましょう。その選択が、治療の効果以上に認知症の人の自尊心を損ない、身体的な回復の助けにならない可能性についても考慮しなくてはなりません。前述したように、日々のカンファレンスにおいて、どうしたら解除できるか、身体拘束しないための方策は何かなどを話し合います。

　当院でも、身体拘束は大きな課題の1つであり、ケアの成果の指標になると考え、限りなくゼロにすることを目指しています。もし、自分や家族が身体拘束を

されたらどう感じるかを想像してみましょう。ジレンマと向き合い、個人やチームで最善を導き出す方法に、カンファレンスや倫理事例検討会があります。身体拘束の可否だけではなく、日々の看護実践で、スタッフが感じた倫理的事象を、定期的に話し合うことを大切にしましょう。

認知症の人の思いや経験を理解しようとすること、倫理的な感性を磨くことが、認知症の人の回復を助け、「笑顔を引き出す認知症ケア」につながります。病院の決まりや型に縛られずに、柔軟な思考と信頼できる仲間の知恵を活用し、患者と家族に寄り添うケアを提供することが、認知症の人の尊厳を守り、行動・心理症状の対応にも有用だと考えています。

＊ 参考文献

・山口晴保編著：認知症の正しい理解と包括的医療・ケアのポイント　快一徹！　脳活性化リハビリテーションで進行を防ごう　進化の証，協同医書出版社，2010.
・湯浅美千代監修，看護師認知症対応力向上研修テキスト　第5版，東京都福祉保健局高齢社会対策部，2017.
・小藤幹恵編，急性期病院で実現した身体抑制のない看護　金沢大学付属病院で続く挑戦，日本看護協会出版会，2018.
・内田陽子編著：できる！　認知症ケア加算マニュアル，照林社，2016.
・井藤英喜監修，東京都健康長寿医療センター看護部，伊東美緒，木村陽子編集：認知症の人の「想い」からつくるケア　急性期病院編，インターメディカ，2017.
・本田美和子，イヴ・ジネスト，ロゼット・マレスコッティ：ユマニチュード入門，医学書院，2014.
・粟田主一：地域包括ケアシステムにおける認知症総合アセスメントDASC-21　標準テキスト，メディア・ケアプラス，2016.

第 5 章

地域で支えるための ケアや連携の実際 について学ぼう

1 介護老人保健施設における生活支援と地域連携

福田　朋子

1 ● 介護老人保健施設における認知症ケアの役割

　皆さんご存じのように、介護老人保健施設（以下、老健）は医療と介護の中間施設です。そこでは、医療や看護、介護、リハビリテーション、栄養などにかかわるさまざまな専門職が多職種協働で在宅復帰に向けて利用者を支援しています。

　老健の重要な役割には「包括的ケアサービス」の提供があります。「包括的ケアサービス」は、利用者の意思を尊重し、望ましい生活が送れるようチームで支援することです。認知症ケアにおいては、施設から在宅に戻りできるだけ長く住み慣れた地域で生活できるように、その人の過ごす環境を意図的に整えていきます。環境が合わなければ認知症の人の行動・心理症状が悪化し、介護者の負担感が高まり、再び施設へ入所するというケースも少なくはありません。そのため、行動・心理症状が発生しないように施設入所から対応し、退所に向けて自宅環境も整えていきます。

2 ● 介護老人保健施設における行動・心理症状の発生と対応

　老健には病院で治療を行ったものの、自立度の低下や認知機能の悪化によって自宅にはすぐに帰れない利用者がたくさんいます。入所時には、病院から急に環境が変化したため、ソワソワしてうろうろ歩き回ったり、職員が食事を勧めても拒否したり、夜間大声を出したりなどの行動・心理症状が発生することがあります。見当識障害や記憶障害などの認知機能障害を抱えた利用者は、慣れない老健の環境が不安でしかたないようです。「家に帰りたい」と何度も訴えられます。職員は施設のルールを押し付けることのないようにかかわります。押し付けるとさらに行動・心理症状が悪化するからです。効果的な対応として、入所したばかりの利用者には特に目をかけ、一緒に歩いたり、トイレがわかるようにさりげなくドアを開けたり、入浴のときには洗面器や着替えを見せて案内したりします。

　そして、レクリエーションのために趣味や特技などを聞いて、その人の好きな

ことを知ってケアに取り入れます。また、昔の写真や道具を見せて回想法を行いながら、その人の人生や生い立ちを聞きます。それによって、施設生活では見えないその人らしさが理解でき、自宅生活のイメージが職員にも湧いてきて、在宅復帰に向けた調整や家族相談にも活かすことができます。

3 ● 在宅の生活を見据えた家族支援

施設に慣れてくると、行動・心理症状が次第に落ち着いてきます。施設での規則正しい生活リズム（起床や就寝、食事や排泄、入浴、リハビリなど）が影響しています。家族にはその情報を伝えるとともに、行動・心理症状が発生しないような声かけや対応を助言します。

例えば、「Aさんは食事の前には手洗いを率先して行い、ほかの利用者の方にも声かけをしてくださるので、その後は食事をしっかり食べていただけます。ご自宅でも同じように手洗いを勧めて、褒めて、食事を用意されたら、たくさん食べていただけますよ」と伝えます。ときには、「3日に1度の排便ペースですが、3日目に排便がない場合は、朝からイライラされることが多いので、要注意です」と行動・心理症状が発生しやすい状況も伝えます。

それと合わせて家族の負担も考慮し、「こちらの老健にはデイサービスがあります。デイサービスにはAさんを受け持っていたリハビリ職員がいますので、声をかけますね。Aさんも喜ばれると思います。利用されてはどうですか？」とサービスの具体的な利用についても提案をします。

また、「Aさんは段差やトイレの便座などの認識が弱いように感じますので、段差の部分にはカラーテープを貼っておきましょうか。便座シートは床の色が茶色なら明るい色にしてわかりやすくしましょう」と住宅改修や福祉用具のアドバイスを行います。さらに試験的な外出や外泊を実施して、具体的な課題を見つけ、家族と一緒に対応を考えます。これらの課題に対して、退所前にサービス担当者会議を開催し、本人・家族と利用するサービス事業所の職員、担当ケアマネジャーらが集まり、対応などについて相互理解を図ります。

4 ● 「できる」に着目し、さりげなくフォローするケア

病院は「治療をする場」ですが、老健などの施設は「生活の場」になります。老健では在宅での生活を継続していけるよう、退所後の生活を見据えてケアを実施します。そのためには、身体疾患や認知機能低下を含め、予防的なケアやかかわりをしていく必要があります。認知症の人は常に不安を抱え、また人として大切

にされたいと思っています。そして「間違わないように」と過度に緊張されています。この過度な不安や緊張は視界を狭め、混乱しやすい状態となり、行動・心理症状が発生します。ケアをする人が無表情であったり、険しい顔つきで接したりすると恐怖心を抱きます。笑顔でやさしく間違わないようにさりげなく声をかけ、手を貸します。

　また、私たちがよかれと思って手伝ったことが、認知症の人に申し訳なさを持たせてしまったり、ばかにされたといった気持ちにさせてしまったりすることがあります。これらが重なると大声で手を出すなどの行動・心理症状の発生につながってしまいます。ですので、そういった認知症の人の立場に立って、その人の気持ちを理解しながら、行動・心理症状のスイッチを押さない声かけ、さりげないケアが求められます。つまり、「してあげる」ではなく「できる」ところを見つけてフォローするケア実践です。

　Bさんの事例を紹介します。昼間は退屈そうにぼんやり座って過ごしているBさんは、もともと書道の先生をしていました。そのBさんは職員から「書道の先生をされてらしたのですよね。何か書いてみませんか？」と筆を渡され、何をすればよいかと迷っているときに、手をつかまれ、「こうするんですよね」と職員が手伝ったところ、「ばかにするな」と怒ってしまいました。

　このようなときには、どうすればよかったのでしょうか。皆で話し合い、次のようなかかわりを実践しました。すぐに書いてもらうのではなく、職員が墨をすって、半紙に字を書いて、「Bさん、私の字はいかがでしょうか？」と尋ねました。「はねが弱いね」とBさんはぽつりと言われました。興味を持たれたことを確信し、「もう一度書かせてください」と職員が言っているうちに、Bさんの書道の手続き記憶がよみがえり、「では、書いてあげましょう」となりました。力強い「波」という漢字でした。

　このような機会が増えると、それによって認知症の人は自信を取り戻し、本来持つ機能を発揮することができ、自立支援へとつながっていきます。そのためにはまず、相手のできることと、できないことを見極めるだけでなく、できなくても何かのきっかけでできるようにする機会を考える必要があります。「こんなこともできない」ではなく、「こうすればできる」という視点で、残された機能を維持できるようケアの工夫をしていきましょう。

5 ● その人の意向をよく聞く

　認知症の人のケアでは、その人はどうしてほしいのか、何をされたら嫌なのかについて本人に聞くことも重要です。認知症の人は自分で決められない、意思を

伝えられないと決めつけていませんか。

　本人よりも家族の意向を優先していないでしょうか。本人の意向を聞かないために、施設において行動・心理症状が発生し、自宅に帰っても家族に対して行動・心理症状が発生してしまうことが多々あります。朝の洗面で入れ歯を装着するとき、着替えのとき、車椅子での移乗や移動、毎日の生活動作の中で、私たちは何回、本人の意向を尋ねているでしょうか。

　施設での行動・心理症状予防のための効果的な対応として、まず「本人に聞いてみる」ということが挙げられます。普段、ケアの中で、職員が声かけをするときに、「お風呂に入りましょう」「これからリハビリです」などと、こちらのやりたいことや行うことだけを伝えてしまうことが多いと思います。しかも、次から次へとこちらのルールで進めてしまうと、認知症の人にとっては「やらされている」という感覚になり、また混乱を招きます。そのような状況に職員が気づかずケアを進めていくと、そのケアに対し不快な感情が残ってしまい、それに加えて混乱し、行動・心理症状が発生してしまいます。

　Cさんの入浴場面を例に、「本人に聞いてみる」実践について考えてみましょう。職員が「これからお風呂です。一緒に行きましょう」と誘うとCさんは、呆然としながらも職員についていきます。脱衣所につくと「Cさん、服を脱ぎますね」「この椅子に座ってください」「体を洗います」と次々に説明し、Cさんはされるがままに入浴を済ませました。ホールに戻ると、Cさんはほかの利用者に「お風呂は今日は入りたくなかったのに」「勝手に服を脱がされて、水をかけられた」と寂しそうに話していました。そのため次の入浴の機会では、Cさんに「これからお風呂に入りませんか？」と誘ったところ、「今日は着替えも持ってないから」と断られました。そこで、家族から着替えは預かっていることを伝えると、「なんだ。じゃあ、入ろうかな」と笑顔になり、お風呂場へ向かいました。脱衣所でも、入浴に必要な道具やタオルを見せながら「これでどうですか？」などと確認しながら進めたところ、自分から衣服を脱ぎ、お風呂に入ることができたのです。さらに、「これじゃ冷たいから、もう少しお湯を温かくしてもらえる？」「この服だけじゃ寒いから、羽織るものをもらえる？」など、Cさんの希望も聞くことができました。

　Cさんにとって「お風呂に入ります」と言われても、そのために今何をしてよいか、必要なものもないのにどうしたらよいのかなど、わからないことや不安が多くあったのだと思われます。きちんと伝える、どうしたいか聞くといったことは、当たり前のようでいて、施設のような生活のルールやスケジュールが決まった場所では、つい忘れられがちです。しかし、その人に合った環境やコミュニケーションの中であれば、認知症の人も意思や意向を示すことができます。認知

症の人が、何を感じ、どうしてほしいと思っているのかを表出しやすくなるように接していきましょう。

6 ● 行動・心理症状が緩和して在宅復帰できた事例

　ここでは、行動・心理症状が緩和して、家族や多職種連携によって在宅復帰できた事例を取り上げ、在宅生活を見据えたケアやかかわりについて紹介します。

① 易怒的で帰宅願望のある利用者に対するケア

【利用者の概要】

　D氏／80歳代／女性／アルツハイマー型認知症／FAST：5／MMSE：18点

　歩行は可能であり、食事・排泄動作は自立している。見当識障害・短期記憶障害・実行機能障害がある。また易怒性や帰宅願望・徘徊などの行動・心理症状が目立ち、午後になると毎日のように「帰ります」と訴え、一人で外に出ていこうとし、施設内を歩き回っていた。入所中、日中は塗り絵をして過ごしている。暇ができると職員に「何か手伝うことはある？」と声をかける。性格は、明るく社交的だが、プライドが高い。若い頃から勉強も運動も得意であり、仕事も正社員で定年まで勤め、仕事の成績もよく、新人教育も担う立場であった。

【在宅復帰のための課題】

　帰宅願望が強く、自宅にいても「帰る」と言い、家を出て行ってしまう可能性があった。そのため、行動・心理症状の緩和と自宅から出て行ってしまった場合に備えての対策が必要と考えられた。

【支援の内容】

　基本的なADLは保たれているため、現在の身体機能を維持していけるようリハビリテーションを行った。日常生活では、一日通して塗り絵だけを行っていることが多かったため、本人の身体機能や保たれている認知機能を活かし、花の手入れ・食事の片づけ・掃除などを職員と一緒に行うことを、日常生活内リハビリテーションとして取り入れた。また自宅に帰るに当たって、担当ケアマネジャーへ日常生活の状況や認知機能障害、行動・心理症状の程度などについて、情報共有した。自宅から出て行ったときに備え、自宅窓に防犯用の鍵を設置、玄関にセンサーマットを設置、GPS端末のレンタルといった対応を行った。

【入所中の支援の経過】

　塗り絵は「子供が喜ぶから」とうれしそうに言い、集中して行える作業であった。しかし、長時間の同一作業の実施により疲労感が増してしまった。休息をとりたいが、他

人のいる場所で休むのは申し訳ない、働かなくてはいけないという責任感や使命感の強さから、「落ち着いて休むことができる家に帰りたい」という思いが生じ、「家に帰ります」という訴えや徘徊につながっていたと考えられる。

今回、花の手入れや食事の片づけ・掃除などの生活に根付いた作業を取り入れ、適宜休憩も加えたことで生活のリズムができ、「人の役に立てている」という思いを持つことができたのではないか。それが自身の居場所を見つけ自尊感情を高めることにもつながり、易怒性や帰宅願望・徘徊などの行動・心理症状を緩和させることができたと推察できる。

入所中は、帰宅願望や徘徊が生じないようにその場しのぎで塗り絵を促すのではなく、その人の身体機能や認知機能を把握し、状態に合った作業を取り入れることで、できることを増やし生活をより充実させ、穏やかに過ごせるように支援した。これらの取り組みを退所前に家族やケアマネジャーに説明し、退所後も自宅で継続した。自宅でも時折「帰る」という訴えはあるものの、入所中のケアの継続や定期的なショートステイの利用により介護負担の軽減を図ることで、在宅生活を送ることができた。

② 大声を出す利用者に対するケア

【利用者の概要】

E氏／90歳代／男性／アルツハイマー型認知症／FAST：6c／MMSE：7点

移動は車椅子使用。つかまり立ちや移乗動作は、軽介助にて可能。食事はセッティングすれば自力摂取可能であり、排泄は尿便意の訴えなく失禁あり。見当識障害・短期記憶障害・失行・失認・実行機能障害あり。午前中は傾眠傾向であるが、午後になると職員に何度も同じことを聞きに来るほか、「家に電話してください」などの訴えがあった。さらに夕方になると大声を出したり、興奮気味になったり、夜間寝付けないこともあった。もともと穏やかな性格であった。仕事は、税理士として80歳代まで働いていた。

【在宅復帰のための課題】

大声を出すことや興奮することを減らし、生活リズムを整える必要があった。また排泄面で失禁を減らし、トイレでの排泄を増やしていくことを目標とした。

【支援の内容】

大声を出す原因として、尿便意を感じているものの的確に他者へ伝えることができず、助けを求めていると考えられた。また、その助けを求めていることや同じ訴えを繰り返すことに対し、周囲に相手にされず苛立ち、夕方興奮することにつながっていると推察できた。そのため、排泄パターンを把握し、定時にトイレ誘導を行った。同じ訴えを繰り返すことに対しては、見当識障害や理解力の低下から、なぜ施設にいるのかがわからないことや長年連れ添った妻がいないことなどの不安があると考えられた。そのた

め、訴えの傾聴やその都度状況説明を行った。

　入所中の生活では、もともとの生活パターンや職業を活かして、起床後は髭を剃る、新聞を読むといったことを促した。日中は計算問題や体操を取り入れた。本人の疲労に合わせ、午後は午睡を促した。退所前の自宅訪問やサービス担当者会議で検討し、本人のADLと家屋の状況から、玄関・居間・寝室・トイレ・洗面所などの動線上に手すりの設置やスロープの貸与などを行った。退所後は、デイケアとショートステイの利用により、生活機能の維持や介護負担の軽減を図った。

【入所中の支援の経過】

　排泄パターンを把握し、起床後から就寝までの間、2～3時間おきにトイレ誘導を行ったことで、日中はほとんど失禁なくトイレでの排泄が可能になった。夜間は排尿量が少ないため、20時の就寝前にトイレ誘導を行った後は夜用の尿取りパットを使用。早朝までオムツ交換をせず対応したことで、夜間の中途覚醒や興奮はなく良眠できた。それにより、大声を出すことが減った。

　また、日中の活動と適宜休息を促したことで、夕方からの興奮はなくなった。訴えの傾聴や状況の説明により、徐々に自分の置かれた現状を理解し、落ち着いて過ごせるようになった。支援者側の「言ってもわからないだろう」という思いが、「無視されている」と思わせてしまい本人の自尊心を傷つけ、不安や興奮につながっていたと考えられる。相手の理解力に合わせ、わかりやすい言葉で一つひとつゆっくりと伝え、相手の反応や理解を確認しながら対応していくことが重要である。これらの取り組みにより、入所時にはMMSE7点であったが、3カ月後の退所前にはMMSE18点と変化し、自宅に帰ってからも穏やかに過ごせるようになった。

＊

　行動・心理症状が緩和して在宅復帰できた事例を紹介しました。老健での認知症ケアでは、在宅での生活を見据えたかかわりが重要になります。自宅に戻り、できるだけ長く住み慣れた地域でその人らしく暮らすには、行動・心理症状の緩和と予防が不可欠になります。認知症の人の行動が示す意味や、どのような支援が求められるかを考えることで、毎日の実践が変わっていくように思います。

＊ 参考文献

・全国老人保健施設協会：介護老人保健施設の理念と役割，全国老人保健施設協会ホームページ．（https://www.roken.or.jp/about_roken/rinen）

2 訪問看護と多職種連携

内田　陽子

1 ● 認知症の人を支える訪問看護

❶ 訪問看護の利用者の特徴とニーズ

　訪問看護は医療保険や介護保険を使って導入できるサービスです。利用するには医師の訪問看護指示書が必要となります。利用者はさまざまな疾患（がん、肺炎、心不全、呼吸不全、腎不全など）を抱え、医療処置（人工肛門、酸素吸入、点滴、褥瘡処理など）を受けていることが多いです。

　このような利用者は、正式な認知症の診断を受けていなくても、軽度認知機能障害（Mild Cognitive Impairment；MCI）、認知症を抱えている場合があります。というのは、加齢や慢性疾患は認知症のリスクを高くする因子だからです。ところが、認知症の診断だけで訪問看護が導入されるケースは多くありません。したがって、訪問看護師は医師の指示書に基づく疾患の管理とともに、認知症も念頭に入れてケアする必要があります。

　訪問看護は「医療処置が必要だと医師が判断した人のためのサービス」という捉え方が一般的です。一方で、退院して在宅で生活する利用者の医療ニーズは、そこまで高くないという認識のケアマネジャーもいます。また、訪問看護は訪問介護と比べて単価が高く、利用者は導入をためらうことがあり、導入したとしても週に1回程度と、利用頻度は少ない状況にあります。認知症の人のための訪問看護導入の敷居は高いと言えます。

　しかし、認知症の人のほとんどが地域（自宅や施設など）で生活をしています。高齢でさまざまな疾患を抱えており、薬剤や体調不良が原因で行動・心理症状が発生することがあります。訪問看護師は行動・心理症状の要因を見極め、医師に相談して、その結果を多職種に伝える役割があります。ただ、訪問看護では訪問時間で単価が決まっていて、医療や生活ケア、家族などのニーズ対応を決められた時間内（30分、60分、90分など）で行う必要があります。訪問看護師一人で訪問しているケースでは、認知症の行動・心理症状の相談やケアまで十分に対応で

きていないのが現状ですが、今後はこれまで以上に認知症ケアへの成果が求められます。

② 認知症ケアに関連する診療報酬・介護報酬

2016（平成28）年度の診療報酬改定では、認知症ケア加算が新設され、病棟看護師の多くが認知症の研修を受講しています。また、2021（令和3）年度の介護報酬改定では、認知症専門ケア加算が新設され、病院だけでなく介護サービスでも認知症対応力向上研修が推進されています。つまり、介護職員に加えて、施設や在宅ケアを担う看護職にも認知症や行動・心理症状への対応力強化が求められているのです。

前述の介護報酬改定では、訪問看護に関連する報酬として、定期巡回・随時対応型訪問介護看護における認知症専門ケア加算、看護小規模多機能型居宅介護などにおいては認知症行動・心理症状緊急対応加算が設けられています。すべての訪問看護ステーションではありませんが、一部の訪問看護師の認知症ケアにも加算がとれるようになったのです。

2 ● 訪問看護に期待される認知症ケアの役割

① 橋渡し、代弁者、地域連携のリーダー

訪問看護は医療と介護ニーズを両方担う力強い存在です。図5-2-1では認知症ケアに期待される訪問看護の役割をまとめました。

まず、自宅訪問を通じて主疾患をみながら認知機能も観察します。家族からの気づきに耳を傾け、生活環境に目を配りながら認知症の早期発見に努めます。認知症は生活に支障が起きる病気です。身だしなみがおかしい、整理整頓ができない、料理の味付けがおかしいなど、認知症が疑われる変化へのアンテナを高くしておきます。かかりつけ医には、主疾患のコントロールだけでなく認知症の疑いについても報告して診断につなげます。

そして、各地域に配置されている認知症疾患医療センターに対しては、本人や家族の代弁者として連携を図る役割も期待されます。かかりつけ医と相談して、自宅での服薬管理、行動・心理症状への対応を行います。認知症の人の多くは高齢者であり、老老介護（本人・介護者の両方が高齢者）、認認介護（本人・介護者の両方が認知症）であることもしばしばです。症状の報告や相談事項について的確な判断ができないため、訪問看護師の存在は心強いという声を聞きます。

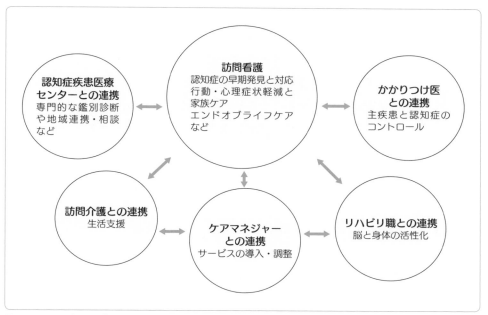

図5-2-1　訪問看護の認知症ケアにおける地域での役割

　また、訪問看護師はケアマネジャーや訪問介護、訪問リハビリなどのサービス関係者からもリーダーシップが期待されています。例えば、自宅で行動・心理症状が発生した場合、どうしてそうなったのか、主疾患の悪化かそれともほかの疾患によるものかなど、助言を求められます。さらに、入院の必要があるか、自宅療養で大丈夫なのかについても医師と連携しながら判断しなくてはなりません。特に24時間加算をとる訪問看護ステーションは、日中はもちろん、夜間においても対応をしなければなりません。

2　役割を事例から学ぶ

　訪問看護師が地域連携で果たす役割がよくわかる事例を紹介します。

　パーキンソン病が主疾患のAさん。頻尿のため、抗コリン薬の服用となりました。ところが落ち着きがなく、体の動きも悪くなり、さらに不穏が発生するようになりました。Aさんの家族も対応に困っていたところ、訪問看護師が週に1回訪問に入ることになりました。訪問看護師はすぐに「この症状は最近開始となった抗コリン薬の副作用ではないか」「もしかしたらレビー小体型認知症ではないか」と判断しました。そして、かかりつけ医に報告し、抗コリン薬処方の再検討を依頼しました。頻尿の原因は水分摂取不足による初期の膀胱炎かもしれないことを医師と相談し、家族やヘルパーにAさんの水分摂取について指導しました。

診断の難しいレビー小体型認知症については、かかりつけ医に認知症サポート医や認知症疾患医療センターがあることを伝え、必要時に、Aさん本人の認知症疾患医療センターの外来受診、家族が電話相談できるように調整しました。受診の結果、訪問看護師の考えた通り、Aさんはレビー小体型認知症と診断され、不穏状態は抗コリン薬による行動・心理症状であったことがわかりました。

このように、訪問看護師には本人と家族へのアセスメントによる認知症早期発見、行動・心理症状の見極め、医師や多職種との連携の役割が求められているのです。

3 ● 認知機能の評価と医師・多職種との共通認識

1 共通認識を得るために必要な評価

看護師は看護基礎教育の中で、アセスメント重視の看護過程のトレーニングを受けています。看護師にとってアセスメントは重要です。特に訪問看護師においては、疾患や症状にとどまらず、認知機能のアセスメントも必要となります。

地域医療を担う医療職の要として、的確な評価票、例えば改訂長谷川式簡易知能評価スケール（HDS-R）やMini-Mental State Examination（MMSE）で点数化を行って記録し、継続的な評価をしていきます。評価の結果は主治医をはじめ多職種に伝え、利用者の認知機能のレベルを共通認識できるように働きかけます。また、本人の身体・認知機能が改善しているのか悪化しているのか、維持できているところはどこかについても評価し、本人や家族、多職種に伝えていきます。

専門的な認知機能評価の結果をケアマネジャーや介護職員などに理解してもらうことが難しい場合、認知症高齢者の日常生活自立度[1]（表5-2-1）を使います。これは介護保険制度指定機関の職員なら日頃から使い慣れており、相互理解の上、認知症の行動・心理症状のレベル把握に活用できます。

認知機能は日内および週別で変動があり、自宅、外来や施設などの場でも変わることがあるので、常に確認して記録することが重要です。また、在宅療養している認知症高齢者や家族から、さまざまなサービスの職員に詳細な症状・状態を伝えることは難しいので、記録やデータベースを残し共有化しておくことが望ましいでしょう。

2 認知機能と生活機能

評価票による点数化は大切ですが、日頃から生活機能にも目を向けてケアをし

表5-2-1　認知症高齢者の日常生活自立度

ランク		判定基準	見られる症状・行動の例
I		何らかの認知症を有するが、日常生活は家庭内及び社会的にほぼ自立している。	
II		日常生活に支障を来すような症状・行動や意志疎通の困難さが多少見られても、誰かが注意していれば自立できる。	
	IIa	家庭外で上記IIの状態が見られる。	たびたび道に迷うとか、買い物や事務、金銭管理などそれまでできたことにミスが目立つ等
	IIb	家庭内でも上記IIの状態が見られる。	服薬管理ができない、電話の対応や訪問者との対応などひとりで留守番ができない等
III		日常生活に支障を来すような症状・行動や意志疎通の困難さがときどき見られ、介護を必要とする。	
	IIIa	日中を中心として上記IIIの状態が見られる。	着替え、食事、排便・排尿が上手にできない・時間がかかる、やたらに物を口に入れる、物を拾い集める、徘徊、失禁、大声・奇声を上げる、火の不始末、不潔行為、性的異常行為等
	IIIb	夜間を中心として上記IIIの状態が見られる。	ランクIIIaに同じ
IV		日常生活に支障を来すような症状・行動や意志疎通の困難さが頻繁に見られ、常に介護を必要とする。	ランクIIIに同じ
M		著しい精神症状や問題行動あるいは重篤な身体疾患が見られ、専門医療を必要とする。	せん妄、妄想、興奮、自傷・他害等の精神症状や精神症状に起因する問題行動が継続する状態等

〔厚生労働省：「認知症高齢者の日常生活自立度判定基準」の活用について（老発第0403003号，平成18年4月3日付），2006.〕

ていれば、ある程度の認知機能がわかってきます。金銭管理が難しい、外出をしなくなる、服薬を間違える、残薬が目立つ、などは認知機能低下の初期段階です。次の段階では、買い物などの家事一般が困難になり、次第に食事や歩行も難しくなって、行動・心理症状（徘徊や易怒性、興奮、妄想、介護への抵抗など）が激しくなる認知症の中期に移行します（個人差がある）。

　この時期は自宅生活を継続するか、施設入所か、などの相談を家族から受けることが多くなります。決め手は、行動・心理症状の程度と、対応力になります。あれほど行動・心理症状に翻弄されてきたにもかかわらず、認知症を受容できる家族もいれば、がんばった果てに疲労困憊となり、結局、絶望感を抱き入院や施設入所させる家族もいます。

　認知症を抱えていても、行動・心理症状があっても、最後まで住み慣れた自宅で生活するためには、訪問看護や訪問介護などの居宅サービス、施設サービスの利用が要となります。その中心にいるのが訪問看護師やケアマネジャーです。

4 ● 行動・心理症状に対応した訪問看護の事例

【事例1】

　Bさん、85歳、男性。5年前大腸がんでストーマ造設。その処置の管理で訪問看護が月に2回利用されていました。訪問開始から看護師が認知機能に問題があると判断し、受診につなげたところ、アルツハイマー型認知症と診断されました。そのため本人が「他人に頭を叩かれた。あの人をどうにかしてほしい」と家族に訴えても、「おかしなことばかり言って」と相手にされませんでした。

　しかし、本人はそわそわして、家族に暴力をふるう行動・心理症状が発生し、この段階で家族は自宅療養に限界を感じて、施設入所を検討しはじめました。その話を聞いた訪問看護師が、頭の先から足の先まで視診・触診したところ、頭部に赤い発疹、さらに足の指の間に水疱を見つけました。すぐに皮膚科を受診し、頭部と足指に白癬が発見され、薬剤が処方されました。治療後、家族を困らせていた行動・心理症状は落ち着きました。

【事例2】

　Cさん、女性、94歳。5年前大腿骨頸部骨折のあと寝たきり、アルツハイマー型認知症と診断されています。オムツ交換時に大声をあげ、介護者の腕を爪でひっかくという行動・心理症状が発生し、ヘルパーと家族の複数人で押さえてオムツ交換をしていました。特に側臥位にしたときに悲鳴をあげるようでした。訪問看護師は膀胱留置カテーテルの管理で月に1度訪問をしていましたが、腹部の聴診、触診時に、やはり大声で抵抗をされました。訪問看護師は「この行動・心理症状は何らかの体調変化によるものではないか」と考え、受診してもらったところ、腹膜炎の併発がわかりました。そして入院治療が開始となりました。

【事例3】

　Dさん、男性、88歳。レビー小体型認知症でグループホームに入所。グループホームは、認知症高齢者が職員の援助を受けながら共同生活を送る小規模の施設で週に1度、訪問看護師が来所して、利用者の体調管理が行われています。ある日、Dさんは落ち着きを失い徘徊しはじめ、夜間せん妄が激しく起きてしまいました。対応に困った介護職員に呼ばれた訪問看護師はバイタルサインを確認しましたが、正常です。新たに開始となった薬剤もありません。全身を確認したところ、下腹部の膨らみに気づきました。便秘を疑いましたが、「おつうじは毎日ある」との職員の報告です。それまでの行動・心理症状の悪化と考え、いつもの睡眠薬を早めに服用して様子をみようとしました。

しかし、やはり下腹部の膨らみが気になります。ふと、看護師は「残尿ではないか」と思い、隣接する病院から携帯型の膀胱用超音波画像診断装置を借りて、残尿を測定してみました。看護師の思ったとおり、残尿量は300 mLを超えていました。間欠的導尿を行ったところ350 mLの排尿がありました。排尿後、Dさんは落ち着きましたが、翌日泌尿器科の受診につなげました。尿閉による行動・心理症状であると判断したケースです。

＊

　以上の3事例からわかるように、訪問看護師には行動・心理症状の要因について、体調や薬剤に関する専門的な知識のもと、適切な医療視点から見極めていく手腕が求められます。

5 ● 包括的BPSDケアシステム®の電子版で　リーダーシップを発揮する訪問看護

　2020（令和2）年、利用者の行動・心理症状への対応で困っていたある訪問看護ステーションに、筆者が開発した包括的BPSDケアシステム®の電子版（第1章-6、p.52）を活用してもらいました[2,3]。

　行動・心理症状のある利用者に訪問看護師が訪問し、アセスメントやケア実践の状況をシステムに入力すると、リアルタイムにその情報が筆者（研究者）に送られてきます。筆者からは、ケアのアドバイスとしてアクションプラン（個別ケアプラン）を返信します。ステーションの責任者は、スタッフにそれを連絡して共有を図り、連携先の他施設職員にもシステムを利用するように求めていきました。この取り組みによって、利用者の行動・心理症状は改善されていきました[4]。

　認知症の人が住み慣れた地域で、行動・心理症状を予防して悪化させないためには、訪問看護師のリーダーシップのもと、多職種連携が必須です。そのためには、多職種で共有できるシステムの構築が求められていると言えます。

＊ 引用文献

1）厚生労働省：「認知症高齢者の日常生活自立度判定基準」の活用について（老発第0403003号，平成18年4月3日付），2006.
2）内田陽子，大河原美幸，中里貴江：訪問看護の利用者に対する電子版の包括的BPSDケアシステム®を導入した2症例，群馬保健学研究，41，p.36-41，2021.
3）内田陽子，田島玲子，中村映見佳 他：包括的BPSDケアシステム®の電子版を導入した訪問看護6事例のケーススタディ，認知症ケア研究誌，5，p.1-7，2021.
4）前掲2）

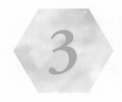

3 地域における相談機関や行政との連携

宮澤　真優美

　認知症で困っている本人や、介護に悩んでいる家族の多くは地域で生活しています。その中には、適切なサービスやケアに結び付いていない、もしくはつながりが途切れてしまっているケースも少なくありません。認知症の行動・心理症状の程度だけでなく、本人の生活歴や介護者の状況・関係性、経済状況などにより支え方は多様です。本稿では、地域にある認知症の相談窓口や地域で行われている対応、行政機関などとの連携について紹介します。

1 ● 地域における認知症の相談窓口

　認知症の人とその介護者の悩みに対して、複数の機関により相談窓口が設置されています。1つの機関のみで対応が困難なケースでは、複数の機関で連携が図られます（図5-3-1）。認知症の行動・心理症状にはケアの影響が大きいため、家族など介護者によるケア・介護方法に関する相談も受け付けています。

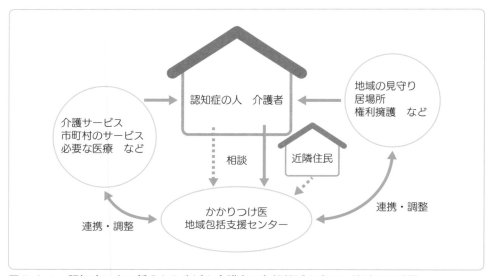

図5-3-1　認知症の人の穏やかな生活と介護者の負担軽減を支える地域での連携

① 医療機関

(1) かかりつけ医

地域のかかりつけ医は、認知症の人や認知症の疑いのある人、家族らの身近な相談先です。相談内容や診断・治療の希望によって、認知症疾患医療センターや専門医療機関へと紹介を行う役割を担っています。また、自治体や医師会、日本認知症学会のホームページなどには認知症に関する一定の研修を受講したもの忘れ相談医や認知症サポート医、認知症専門医の情報が掲載されています。

(2) 認知症疾患医療センター

認知症疾患医療センターは、認知症の鑑別診断や地域における医療機関の紹介、相談などを行う専門の医療機関です。窓口では、精神保健福祉士や保健師、看護師などの専門的な知識をもつ職員が相談に応じています。医療機関の混雑状況により、電話相談から診察・検査まで1カ月程度を要することもあります。また、家族などの介護者から寄せられる相談の中には、「受診の予約ができても本人を医療機関へ連れて行くことが難しい」というものがあります。そのようなときは、「認知症」という言葉を避けて、行動・心理症状を悪化させずに受診できるよう提案や配慮をしてくれます。

認知症に関する治療の継続が必要なケースでは、かかりつけ医や受診しやすい近隣の医療機関へ紹介となります。介護サービスが必要なケースでは居宅介護支援専門員（ケアマネジャー）や地域包括支援センターへとつなげてくれます。

② 地域包括支援センター

地域包括支援センターは、地域における身近な相談窓口として、日常生活圏域（多くの場合、各中学校区）ごとに設置されています。相談方法として、電話、自宅訪問、センターへの来所などがありますが、本人の状況を直接把握するため、職員が対象者宅へ出向くアウトリーチを主に行います。「認知症かもしれない」という認知症の疑いや「物忘れが心配なので予防方法を知りたい」といった認知機能維持のための相談にも対応しています。本人・介護者だけでなく、近隣住民や知人、民生委員からも相談が寄せられます。「認知症らしき人が道に座り込んでいる」「認知症の家族の介護に疲れてどうにかなりそうだ」などといった早急な介入が必要なケースへは速やかな対応が行われます。

地域包括支援センターには保健師、社会福祉士、主任介護支援専門員（主任ケアマネジャー）の3職種もしくはこれらに準じる専門職が配置されており、認知症

に関する医療・介護、権利擁護、介護予防などの相談の窓口となっています。また、認知症地域支援専門員の配置が推進されており、行政の担当者と協働しながら相談や支援が進められています。状況に応じて、医療や介護などのフォーマルなサービスのみでなく、地域の介護予防教室や認知症カフェなどのインフォーマルなサービスへとつなげられます。

③ 認知症初期集中支援チーム

　認知症の早期発見や早期対応のため、集中的（おおむね6カ月）な支援を目的として、自治体に設置されています。相談の受付から支援までの流れは自治体ごとに異なり、認知症初期集中支援チームへ直通の連絡先を設けている自治体もあれば、地域包括支援センターや自治体の担当課・係が依頼の窓口になっている自治体もあります。

　地域包括支援センターが受けた相談を認知症初期集中支援チームにつなぐケースもあります。保健師、看護師、作業療法士、社会福祉士などの専門職で編成されるチーム員が対象者宅を訪問し、本人の認知機能や介護者の介護負担をアセスメントします。他の相談窓口と同様に介護者に対して、認知症の人の対応方法についての助言も行われます。

　チームには認知症専門医が含まれており、アセスメント内容や支援の方向性についてバックアップを行っています。医療や介護などの適切なサービスや支援機関に引き継がれ、チームのかかわりは終了となります。地域包括支援センターの職員による訪問よりも専門的なアセスメントツールを用いた評価が行われます。

④ その他

　認知症の人の患者会や家族会、自治体などが設置する相談会やコールセンター、認知症カフェなどでも相談を受けています。自治体が発行している認知症ケアパスでは、病期や症状に応じて利用できるサービス・支援と相談窓口を案内しています。

【事例1：A夫妻、80歳代】
● 地域包括支援センターから認知症疾患医療センターへとつないだ事例

　近隣住民より、「ゴミ捨ての日を間違えることが増え、いつも同じ服を着ている」と地域包括支援センターへ相談がありました。翌日、10時に保健師が自宅を訪問すると、「急に来ても困る」と断られたため、14時に再訪問する約束をしま

した。14時に訪問すると、夫婦ともに午前の訪問のことは覚えておらず、「何も問題ない」と話されました。別居の家族の連絡先を尋ねると、混乱している様子がみられたため、家族の電話帳はないか聞き直すと複数の連絡先がまとめて書かれた厚紙を見せてくれました。承諾を得て、娘の名前と電話番号を確認し、状況を報告することとなりました。

娘へ電話すると、「通帳をなくしたりして困っている。二人とも薬を飲んでいたが、今は病院に行きたがらない。掃除や入浴もできていない。人の話を聞かずにすぐ忘れてしまい、どうすればいいかわからなかった」という訴えがありました。娘は、両親の認知症の確定診断と介護保険のサービス利用を希望されたため、本人の承諾も得て受診と介護保険の申請を併行して進めることとなりました。

後日、保健師は娘と一緒に自宅を訪問しました。娘が入浴できていない状況や家の散らかりを指摘すると、A夫妻は「問題ない」「おまえには関係ない」と語気を強めて反論しました。あらためて地域包括支援センターの保健師であることを伝え、その場で血圧を測定しました。夫婦ともに血圧が高めであったため、受診を勧めると納得されました。地域包括支援センターから認知症疾患医療センターへ連絡し、受診日時の調整と介護保険の申請に必要な主治医意見書の作成を依頼しました。娘が医療機関への送迎と検査や説明に立ち会いました。受診の結果、二人ともアルツハイマー型認知症と診断され、薬物療法が開始されました。現在は、通所介護（以下、デイサービス）で入浴し、訪問介護（以下、ヘルパー）の家事支援を受けながら自宅での生活を続けています。

2 ● 権利擁護に関連する社会資源

認知機能の低下により、金銭管理や判断能力に支障が生じると消費者トラブルに巻き込まれやすくなります。また、行動・心理症状のある認知症の人の介護は負担も大きく、介護者が追い込まれると虐待へつながるリスクが高まります。認知症の人の尊厳ある生活を支えるため、必要な制度が活用され、介護者が虐待者となることを未然に防ぐための支援が求められています。

1 成年後見制度

認知症などにより判断能力が不十分な人の財産管理やサービス利用時の契約などを法的に支援し、保護する制度です。法定後見制度と任意後見制度の2種類があり、法定後見制度は、本人の判断能力の程度に応じて「後見」「保佐」「補助」の3つの類型から選ばれます（図5-3-2）。申立ての方法や必要書類の詳細は法務省

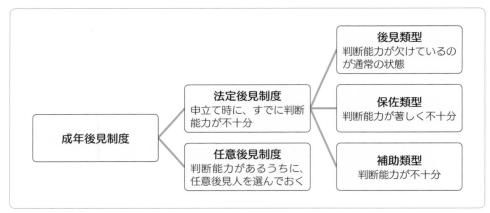

図5-3-2　成年後見制度の類型

や裁判所のホームページで確認できます。地域包括支援センターや各地の法テラス（日本司法支援センター）、司法書士会（公益社団法人成年後見センター・リーガルサポート）、弁護士会、日本社会福祉士会、社会福祉協議会などが相談窓口となっています。

2 日常生活自立支援事業

　認知症などにより、日常生活上の契約の判断に不安を感じている人や料金の支払い手続きなどの金銭管理に困っている人を支えるため、地域の社会福祉協議会が実施している事業です。

　対象者の状況や困りごとに合わせて支援計画が作成され、本人と社会福祉協議会との契約に基づき支援が開始されます。そのため、事業や契約の内容をある程度理解でき、利用する意思があることが前提となります。直接、居住地の社会福祉協議会へ相談、もしくは地域包括支援センターを通して相談できます。

3 高齢者虐待に対応する窓口

　「高齢者虐待の防止、高齢者の養護者に対する支援等に関する法律」（「高齢者虐待防止法」）では、高齢者虐待の防止、虐待を受けた高齢者の迅速な保護および養護者に対する適切な支援の第一義的な責任は、市町村が持つことと規定されています。地域では、虐待を未然に防ぐために介護者の負担軽減や虐待に関する知識の普及啓発、地域住民・関係機関との連携による早期発見・早期対応の取り組みが進められています。

　もしも、虐待が疑われる事案が発見された場合は、自治体の担当窓口や地域包

括支援センターへ連絡をしなければなりません。地域包括支援センターは、自治体と連携を図りながら、虐待に関する相談や助言、通報の受理、高齢者の安全確認や事実確認、介護者の負担軽減などの調整を行います。

④ 消費者被害に対応する窓口

　消費者被害などの消費生活全般の相談窓口として、各都道府県や市町村に消費生活センターが設置されています。地域で起きている消費者被害の情報も集約されているため、家庭への訪問や電話勧誘による販売などで心配なことがあれば、電話や窓口で相談ができます。契約の内容や締結日により、クーリング・オフが可能な取引については、具体的な手順について説明を受けることができます。消費生活センターが開所していない土日祝日（年末年始や点検日などを除く）は、国民生活センターへ電話がつながります。

⑤ その他

　経済的な課題に対し、自治体ごとにオムツ購入などの介護費用に対する補助制度が設けられています。自治体の介護保険の担当課や地域包括支援センターが問い合わせの窓口となります。医療費や介護サービス費が高額になった場合は、所得に応じて一定の額を超えた分が払い戻される高額医療・高額介護合算制度があり、自治体の介護保険や国民健康保険の担当課が受付の窓口となっています。

【事例２：Bさん、女性、70歳代】
●虐待対応事例

　糖尿病と脳梗塞後遺症で軽度の右半身麻痺と認知機能の低下（認知症高齢者の日常生活自立度Ⅱb）がありました。息子と二人暮らしで、ヘルパーとデイサービスを利用していました。服薬管理が必要でしたが、経済的な理由から毎日サービスを入れることは困難であり、息子のかかわりはほとんどありませんでした。

　ヘルパーが訪問したところ、部屋の中が散乱し、Bさんは失禁をしたままベッドに横になっていました。ヘルパーはBさんの両下肢にあざや傷があることを発見し、ケアマネジャーを通して地域包括支援センターへ連絡が入りました。地域包括支援センターの保健師と社会福祉士は市役所の担当者へ連絡し、状況確認のために自宅を訪問しました。

　Bさんの様子を確認すると、両上下肢にあざや表皮剥離があり、右下肢に痛みの訴えがありました。Bさんは「寝ていたら突然叩かれた。どこか別の場所へ行

きたい」と話しました。市役所の担当者と協議し、緊急の短期入所生活介護（ショートステイ）を利用する方向性でケアマネジャーへ調整が依頼されました。

　本人の年金額では、利用料金の支払いに不足が生じるため、別の親族へ連絡し、経済面での支援を受けることとなりました。警察職員と社会福祉士が息子に経緯を確認したところ、「排泄の介助や訳のわからない話を聞いているのは苦痛だった。ストレスがたまり、限界だった」と答えました。当日中にショートステイを利用開始し、現在は生活保護を受けながら施設で生活をしています。

3 ● 見守り、サポーター

　認知症の人を地域で支えるため、自治体が中心となり、見守りの仕組みやボランティアが創出されています。介護サービスを利用したフォーマルな形からボランティアや近隣住民を活用したインフォーマルなものまで、地域のさまざまな人たちが認知症の人の見守りやサポート機能を果たしています。適切な社会資源の活用は、本人の気分転換や介護者の負担軽減に役立ち、行動・心理症状の緩和につながります。

❶ 認知症サポーター、キャラバン・メイト、チームオレンジ

　認知症サポーターとは、認知症について正しく理解し、偏見を持たずに認知症の人本人やその家族を見守り、支える認知症の「応援者」です。キャラバン・メイトは、自治体事務局などと協働して認知症サポーターの養成講座を開催し、地域や職域・学校などで認知症サポーターの養成を行います。チームオレンジは、自治体がコーディネーターを配置し、認知症サポーター（養成講座に加えて、ステップアップ研修を受講した者）を中心とした認知症の支援者と認知症の人・介護者をつなぐ仕組みとして地域ごとに整備を進めている取り組みです。

❷ 認知症カフェ

　認知症の人の居場所や介護者の相談場所として、カフェという気軽な雰囲気でお茶を飲みながら地域住民が集える場所です。全国各地にあり、運営主体は個人やNPO法人などさまざまで、運営形態も多様です。専門職への相談や地域の住民・ボランティアとつながることができる場所にもなっています。

3 その他

　地域の公民館や住民センターでは、サロンやサークルなどの集まりが開催されており、理解や協力が得られれば認知症になっても参加できます。また、地域により、社会福祉協議会などで傾聴のためのボランティアを自宅へ派遣する事業が行われています。道に迷う恐れのある認知症の人向けのGPS装置や行動を感知するセンサーの貸し出し、見守りネットワークの構築などを行っている自治体もあります。

　認知症の人が行方不明になった場合は、発見・保護までの時間が生存率にもかかわるため、自分たちで何とか探そうとせずに速やかに警察へ届け出てください。社会資源は地域により異なり、認知症ケアパスや地域包括支援センターで確認することができます。

＊ 参考文献

・認知症ケアパスの作成と活用の促進に関する調査研究検討委員会・ワーキング委員会（国立研究開発法人国立長寿医療研究センター）：認知症ケアパス　作成と活用の手引き，国立長寿医療研究センターホームページ，2021.（https://www.ncgg.go.jp/ncgg-kenkyu/documents/CarePath_2020.pdf）

認知症 *plus* シリーズ・19

認知症 plus 行動・心理症状のケア
「その人らしさ」を引き出す支援とかかわり方

2022年6月30日　第1版第1刷発行　　　　　　　　　　〈検印省略〉

編集●内田陽子

発行●株式会社 日本看護協会出版会

〒150-0001　東京都渋谷区神宮前5-8-2　日本看護協会ビル4階
〈注文・問合せ/書店窓口〉Tel / 0436-23-3271　Fax / 0436-23-3272
〈編集〉Tel / 03-5319-7171
https://www.jnapc.co.jp

デザイン●大野リサ
表紙カバーイラスト●コーチはじめ
本文イラスト●江原美幸（看護師、漫画家）
印刷●株式会社 教文堂

©2022 Printed in Japan ISBN978-4-8180-2521-9